Endometriose –
neue Therapiemöglichkeiten durch Buserelin

Endometriose – neue Therapiemöglichkeiten durch Buserelin

Herausgeber
A. E. Schindler und K.-W. Schweppe

Walter de Gruyter
Berlin · New York 1989

Herausgeber

Prof. Dr. med. Adolf E. Schindler
Direktor
Zentrum für Frauenheilkunde
Universitätsklinikum Essen
Hufelandstraße 55
D-4300 Essen 1

Prof. Dr. med. Karl-Werner Schweppe
Chefarzt
Kreiskrankenhaus Ammerland
Gynäkolog.-Gebh.-Abteilung
Lange Straße 38
D-2910 Westerstede

CIP-Titelaufnahme der Deutschen Bibliothek

Endometriose — neue Therapiemöglichkeiten durch Buserelin / Hrsg. A. E. Schindler u. K.-W. Schweppe. — Berlin ; New York : de Gruyter, 1989
ISBN 3-11-011897-1

NE: Schindler, Adolf E. [Hrsg.]

Satz: Arthur Collignon GmbH, Berlin. — Druck: Gerike GmbH, Berlin. — Bindung: Lüderitz & Bauer GmbH, Berlin. — Umschlagentwurf: R. Hübner, Berlin.

Inhalt

Einführung

A. E. Schindler

Nachdem 1971 erstmals das hypothalamische Gonadotropin-Releasing-Hormon (Gn-RH) in Deutschland von Mitarbeitern der Firma Hoechst synthetisiert worden war [1], ging der Weg von der klinischen Anwendung des natürlichen Gn-RH zu der Entwicklung von potenten Gn-RH-Analoga. Diese sind in manchen Bereichen bereits im klinischen Einsatz (zum Beispiel Prostatakarzinom) und werden in anderen Bereichen zur Zeit klinisch erprobt. Dazu gehört Buserelin bei der medikamentösen Behandlung der Endometriose.

Nach der Lokalisation der Endometriose lassen sich folgende Gruppen unterscheiden:

1. Endometriosis genitalis interna; zum Beispiel als Adenomyosis uteri oder Adenomyosis tubae [3].
2. Endometriosis genitalis externa; zum Beispiel im Bereich der Ovarien, Sakrouterinligamente, Serosa des Douglas und des Blasendaches und des Uterus [3].
3. Endometriosis extragenitalis; zum Beispiel am Darm, Urogenitaltrakt, Lunge, Leber, Milz usw. [2].

Entscheidend für das Wachstum der Endometriose – unabhängig von den Entstehungsmöglichkeiten – ist die Einwirkung von Östrogenen. Deshalb ist es bedeutsam, daß gerade die ovarielle Östradiolsekretion bei der Anwendung von Gn-RH-Analoga – in diesem Fall von Buserelin – nahezu komplett und anhaltend supprimiert wird.

In diesem Buch werden auf der Basis von Ätiologie, Histologie und Pathophysiologie der Endometriose sowie der Pharmakodynamik des Gn-RH-Analogons Buserelin und der Diagnostik der Endometriose die klinischen Erfahrungen bei der Therapie der Endometriose mit Buserelin von sechs Arbeitsgruppen unter einheitlichen Gesichtspunkten mit Betonung einzelner Besonderheiten dargestellt und über metabolische Effekte berichtet.

Literatur

[1] Geiger, R., W. König, K. Keisen et al.: Synthesis and characterization of a decapeptide having LH-RH/FSH-RH-activity. Biochem. Biophys. Res. Commun. *45* (1971) 767–773.

[2] Schindler, A. E.: Extragenitale Endometriose. Endometriose *5* (1987) 5–25.

[3] Semm, K.: Die Klassifikation der Endometriosis genitalis. Endometriose *1* (1983) 5–9.

Ätiologie, Histologie und Pathophysiologie der Endometriose

K.-W. Schweppe

Einleitung

Die Endometriose ist eine rätselhafte Erkrankung, deren Histogenese nur unvollständig geklärt ist und deren Ätiologie unbekannt ist. Man schätzt, daß etwa 2–3% der weiblichen Bevölkerung während der reproduktiven Phase eine Endometriose haben. Offensichtlich hat aber nur in der Hälfte aller Fälle die Endometriose auch relevanten Krankheitswert. Neuere Untersuchungen über die Beziehungen von Endometriose und Sterilität, spontanen Aborten, Lutealphasendefekten, entzündlichen Reaktionen im kleinen Becken und immunologischen Veränderungen führten dazu, daß zumindestens Detailbereiche dieser Erkrankung besser verstanden werden.

Primär hängt die Entwicklung einer Endometriose vom lokalen Milieu im kleinen Becken ab, wodurch metaplastische Prozesse induziert werden können, wie histologische und elektronenmikroskopische Untersuchungen zeigten. Entscheidend für die Progression der Erkrankung ist die Transplantation von endometrialen Drüsen und endometrialem Stroma auf die Organe des kleinen Beckens und des Abdomens durch kontinuierliche Ausdehnung; auch lymphatische und vaskuläre diskontinuierliche Ausbreitung ist möglich.

Wachstum, individuelle Progressionsgeschwindigkeit und spontane Regressionsvorgänge werden entscheidend von den ovariellen Steroiden beeinflußt; daneben sind lokale Ernährungsbedingungen (Vaskularisation, entzündliche Begleitreaktion, Fibrose) und immunologische Prozesse von bestimmter Bedeutung. Die Hauptfaktoren, die den individuellen Verlauf dieser Erkrankung beeinflussen, sind Wachstumstyp, morphologischer Differenzierungsgrad und Rezeptorbesatz der Endometriosezellen. Diese Charakteristika bestimmen auch die individuellen Chancen des Behandlungserfolges der jeweiligen Therapie.

Vergleichende Untersuchungen zwischen uteriner Schleimhaut und Endometriose haben gezeigt, daß erhebliche Unterschiede in der morphologischen Struktur, dem Differenzierungsgrad und der Rezeptorkonzentration bestehen. Wenn die Entwicklung, das Wachstum und die Regression einer Endometriose nicht nur einfach vom endokrinen Stimulus abhängen, sondern primär vom

Endometriose – neue Therapiemöglichkeiten durch Buserelin

Differenzierungsgrad und Reifegrad der Zelle, dann stellen zyklische Modulationen der Endometriose nur ein sekundäres Phänomen dar, und die Hormone spielen nur eine sekundäre Rolle. Wenn diese Hypothese korrekt ist, kann nur die vollständige Elimination des endokrinen Einflusses eine Endometriose heilen.

Ätiologie und Histogenese

Als Endometriose bezeichnet man das Vorkommen von endometrialen Drüsen und zytogenem Stroma an unphysiologischen, d. h. extrauterinen Lokalisationen. Sie ist eine der relevantesten gynäkologischen Erkrankungen und kann sich in jedem Alter postmenarchal manifestieren. Um die unterschiedlichen klinischen Beschwerdekomplexe und die verschiedenen Effekte der Behandlungsprinzipien zu verstehen, ist es wichtig, sich klarzumachen, daß wissenschaftlich exakte Daten über die Pathophysiologie der Erkrankung relativ dürftig sind. Die Histogenese ist unvollständig geklärt, und die Ätiologie ist nach wie vor unbekannt.

Transplantation

Die populärste und z. Zt. am weitesten akzeptierte Theorie (Tabelle 1) ist die Erklärung von Sampson [27], der postulierte, daß vitales Endometriumgewebe retrograd durch die Tuben während der Menstruation in das kleine Becken transportiert würde. Günstige Ernährungsbedingungen im Bereich des Peritoneums führten zur Implantation dieser Fragmente und damit zur Entstehung einer Endometriose. Klinische und experimentelle Studien sichern einige sehr wichtige Aspekte zur Unterstützung dieses Konzeptes:

Tabelle 1 Transplantationstheorien der Endometriose

Implantation	
Retrograde Menstruation	Sampson, 1921 [27]
Mechanische, iatrogene Transplantation	Greenhill, 1942 [10]
Retrograde Menstruation und LUF*	Brosens, 1978 [4b]
Retrograde Menstruation und Immundefekt	Dmowski, 1981 [8]
Benigne Metastasierung	
Kontinuierliches Wachstum und Ausdehnung	Cullen, 1908 [6]
und auch diskontinuierlich	
durch Lymphgefäße und	Halban, 1924 [11]
durch Blutgefäße	Sampson, 1925 [28]

* LUF = Luteinized Unruptured Follikel Syndrom

1. Vitale endometriale Drüsen und endometriales Stroma findet sich im desquamierten Menstruationssekret (nachgewiesen durch Gewebekulturen) [5].

2. Endometriumzellen sind fähig zu implantieren und im Peritoneum zu wachsen (nachgewiesen bei Tieren und beim Menschen) [24, 27].

3. Der Einfluß ovarieller Steroide muß Wachstum der Implantate induzieren; dieses wurde nachgewiesen für beide: Östrogene und Gestagene [7].

4. Endometriumfragmente müssen durch die Tuben in die Bauchhöhle gelangen. Basierend auf neueren Beobachtungen scheint die retrograde Menstruation ein physiologisches Phänomen zu sein [3, 12].

Schließlich wird diese Theorie durch die anatomische Verteilung der Endometrioseimplantate im Becken in Korrelation zur Lage des Uterus unterstützt, wie in einer neuen Untersuchung nachgewiesen wurde [16].

Das Konzept der „retrograden Transplantation" erklärt jedoch nicht extraabdominale Endometriosevorkommen. Mikroskopische Studien konnten zeigen, daß durch Lymphwege und Blutgefäße eine diskontinuierliche Aussaat der Endometriose als „gutartige Metastasen" möglich ist [15]. Einzelfallberichte über Endometriose bei Frauen mit primärer Amenorrhoe und ohne funktionelles uterines Endometrium (Mayer-Rokitansky-Küster-Syndrom) sind ebenfalls nicht durch die Sampson'sche Theorie zu erklären; die Entwicklung einer Endometriose bei Männern nach Prostatektomie und Orchitektomie sowie prolongierter Östrogenbehandlung widerspricht der Implantationstheorie ebenfalls.

Metaplasie

Die zweite wichtige Gruppe der Erklärungen ist die Entstehung einer Endometriose durch Metaplasie (Tabelle 2), wie sie zuerst von Meyer postuliert wurde. Wiederholte Irritationen des Coelomepithels durch unterschiedliche Faktoren (bspw. infektiöse Einflüsse) können metaplastische Veränderungen induzieren, die in einer Transformation der pluripotenten Coelomzellen in endometriales Gewebe resultieren. Novak [20] favorisierte basierend auf histo-

Tabelle 2 Metaplasie-Theorien der Endometriose

Keimepithel des Ovars	Waldeyer, 1870 [34]
Reste des Müller'schen Epithels	Russell, 1899 [26]
Embryonales Ur-Nierengewebe	Recklinghausen, 1896 [23]
Metaplasie des Coelom-Epithels	Meyer, 1919 [19]
Metaplasie durch hormonelle Einflüsse	Novak, 1931 [20]
Induktion durch spezifische Substanzen	Merrill, 1963 [18]

Tabelle 3 Kombinations-Theorien der Endometriose

1. *primär:* Entwicklung im Uterus-Tubenwinkel *sekundär:* Ausdehnung durch Progression	Philipp und Huber, 1939 [21]
2. Kombination von Homeoplasie, Extension, Exfoliation und Implantation	Javert, 1949 [15]
3. Brücken-Theorie: Embryonales Mesenchym und hormonelle Konstitution und hämatogene Implantation	Heim, 1933 [13]
4. Komplex-Theorie: *primär:* Entwicklung in situ; induziert durch hormonale, immunologische Faktoren. *sekundär:* Ausdehnung kontinuierlich und diskontinuierlich (lymphogen, hämatogen)	Schweppe, 1984 [30]

logischen Untersuchungen dieses Konzept; aber er glaubte, daß hormonelle Einflüsse der aktivierende Faktor sind. Eine Kombination aus diesen beiden Haupttheoriegruppen (Tabelle 3) wurde vorgeschlagen, um die klinische Vielfalt durch ein einheitliches Konzept erklären zu können; aber die wahre Ursache für die Entstehung einer Endometriose bleibt bis heute unbekannt.

Immunologie

Während der letzten Jahre wurden zunehmend tierexperimentelle und klinische Untersuchungen publiziert, die einen Zusammenhang zwischen Endometriose und Störungen des Immunsystems vermuten lassen [9]. Veränderungen sowohl der zellulären als auch der humoralen Immunkompetenz wurden bei manifester Endometriose sowohl bei Rhesusaffen als auch bei Patientinnen beschrieben [8]. Andererseits finden sich auch Hinweise auf unspezifische Antikörperinduktion durch die Endometriose. Bisher sind diese Daten noch lückenhaft und bedürfen systematischer Untersuchungen.

Folgende hypothetische Zusammenhänge werden diskutiert: Da durch retrograde Menstruation physiologischerweise desquamierte Endometriumpartikel in den Douglas gelangen, müssen diese durch körpereigene Abwehrvorgänge beseitigt werden. Das Immunsystem und vor allem die Makrophagen kontrollieren diesen Prozeß. Bei Frauen mit isoliertem Immundefekt gegen autologes Endometrium führt die Störung der zellulären Abwehr zur Implantation der Endometriumfragmente, wodurch eine Endometriose entsteht. Das Ausmaß des Immundefektes kann qualitativ und quantitativ unterschiedlich sein, wodurch sich unterschiedliches Manifestationsalter, unterschiedliche Progression und Schweregrad sowie unterschiedliche klinische Relevanz erklären lassen.

Ferner paßt die familiäre Häufung und das erhöhte Erkrankungsrisiko bei Verwandten 1. Grades in das Bild der genetischen Determination des Immundefektes. Die Antikörperproduktion, wie sie bei fortgeschrittener Endometriose nachweisbar ist, wäre demnach eine sekundäre Antwort auf Wachstum und Destruktion durch das Endometrioseimplantat.

Unabhängig davon, ob die Entwicklung in situ durch Metaplasie oder die Implantation als die primäre Entstehungsursache der Erkrankung anzusehen ist, auf alle Fälle spielen genetische, endokrine, immunologische und mechanische – auch iatrogene – Faktoren eine gewisse Rolle bei der Manifestation und Ausdehnung der Erkrankung (Abb. 1). Nachdem primär das erste Endometrioseimplantat entstanden ist, kommt es diskontinuierlich zu einer Ausdehnung im kleinen Becken und in die Peritonealhöhle; zusätzlich wachsen die Implantate durch invasive Proliferation in die Strukturen der Nachbarorgane.

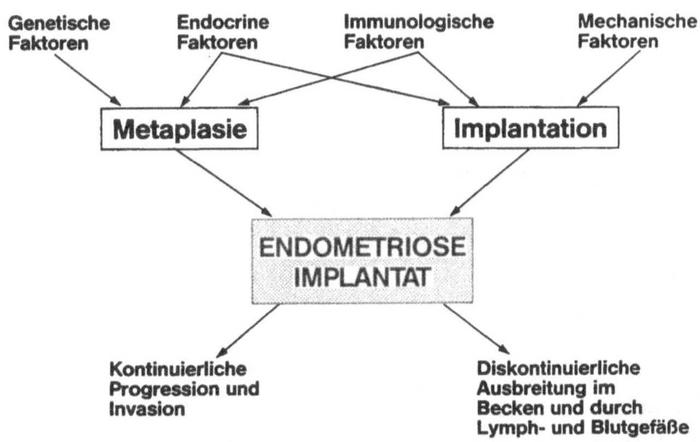

Abb. 1 Ätiologie und Histogenese der Endometriose

Symptome und Lokalisation

Die Endometriose verursacht typischerweise schwere progressive und zeitweise unerträgliche Dysmenorrhoe; chronische, zyklische oder permanente Schmerzen im Beckenbereich und Infertilität; sie erfordert wiederholte stationäre Behandlungen, operative Eingriffe und langfristige medikamentöse Therapien. Da je nach Lokalisation die Beschwerden variieren und Sekundärschäden wie Verwachsungen und Narben zu zyklusunabhängigen Symptomen führen, ist das Spektrum der Differentialdiagnose groß. Schweregrad der Erkrankung und Intensität der Symptome korrelieren nicht miteinander; ferner scheint etwa die Hälfte aller Endometriosen keine Beschwerden hervorzurufen (Tabelle 4). Ihre

Tabelle 4 Symptome der Endometriose

1. *sekundäre* Dysmenorrhoe
   (selten: Zunahme einer *primären* Dysmenorrhoe)
2. Dyspareunie
3. diffuse einseitige/beidseitige Schmerzen im kleinen Becken
   (zyklisch und/oder zyklusunabhängig)
4. Blutungsstörungen
   (prämenstruelle Schmierblutung, Hypermenorrhoe)
5. suprapubische Schmerzen, Dysurie
   (selten als Spätsymptom: zyklische Hämaturie)
6. diffuse Bauch- oder Kreuzschmerzen
7. schmerzhafte Defäkation
   (selten: zyklisch Blut im Stuhl als Spätsymptom)
8. Infertilität
9. *keine* Symptomatik

Tabelle 5 Häufigkeiten der Endometriose

wirkliche Häufigkeit in der weiblichen Bevölkerung	unbekannt
bei gynäkologischen Laparotomien	1% – 50%
bei gynäkologischen Pelviskopien	5% – 53%
bei infertilen Frauen	15% – 24%
bei unerklärbarer Sterilität	70% – 80%
bei pelviskopischen Tubensterilisationen	2% – 4%
in der weiblichen Bevölkerung (geschätzt)	2%

Inzidenzraten sind unbekannt; stattdessen können nur Häufigkeitsbereiche für spezielle Untergruppen angegeben werden (Tabelle 5).

Das typische Alter zum Zeitpunkt der Erstdiagnose liegt z. Zt. zwischen 20 und 40 Jahren. Ursache für die zunehmende Erkrankung „jüngerer Frauen" ist wahrscheinlich die großzügigere Indikation zur diagnostischen Pelviskopie zur Abklärung der Sterilität, der unklaren Unterbauchbeschwerden und der sekundären Dysmenorrhoe. Ca. 10% der Endometriosen wurden bei Frauen vor dem zwanzigsten Lebensjahr nachgewiesen und man schätzt, daß etwa 1 – 2% der postmenopausalen Patientinnen an Endometriose leiden.

In 60% der Fälle findet man die ektopen Implantate im Douglas und/oder an den Ligamenta sacrouterina; die Ovarien sind in etwa der Hälfte aller Patienten befallen. Andere Organe einschließlich der Blase (15%) und der Tuben (bis zu

10%) sind häufig mitbefallen (Abb. 2). Endometriosis extragenitalis ohne Befall des kleinen Beckens ist selten und wird mit einer Häufigkeit von unter 8% der Fälle angegeben. Jedoch in bis zu 20% der Patientinnen findet man einen Befall von Darm, Rektum, Appendix oder Ureter bei vorhandener Beckenendometriose. Extraabdominale Endometriose ist selten, aber es gibt gut dokumentierte Fälle von Lungenendometriose, Befall der Pleura sowie Implantaten im Bereich der Extremitäten, des Spinalkanals oder von Laparotomiewunden.

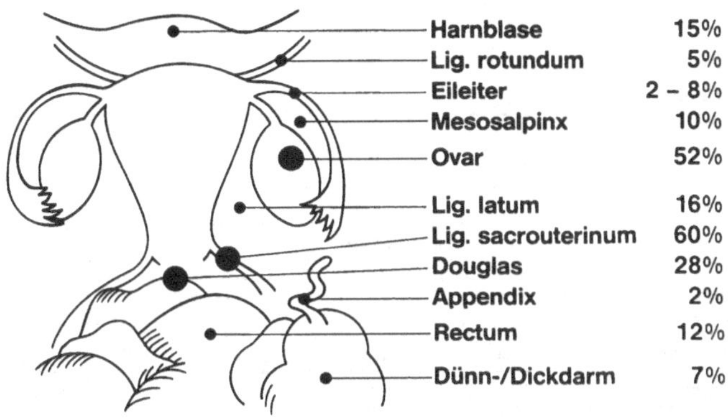

Abb. 2 Lokalisation der Beckenendometriose

Makroskopisches Erscheinungsbild

Der makroskopische Aspekt endometrialer Implantate variiert in Form und Farbe; die Herde sind meistens dunkelrot bis blauschwarz oder auch dunkelbraun gefärbt; aber selbst hellbraun bis gelbe Implantate, die sich nur geringgradig über das Niveau der Serosa der Beckenorgane erheben, sind charakteristisch. Sie wachsen entweder polypös von dem Peritoneum ausgehend in die Bauchhöhle vor oder sie dringen subperitoneal in das umgebende Bindegewebe ein. Sie bilden zystische Strukturen, in deren Umgebung sich unterschiedlich ausgeprägte fibrotische und entzündliche Reaktionen finden. Spontanrupturen können auftreten; allerdings ist fraglich, ob dadurch neue Implantate entstehen. Speziell die Ovarialendometriose entwickelt große Zysten, die schokoladenbreitartigen Inhalt als Residuen wiederholter Einblutungen aufweisen.

Der natürliche Verlauf der Erkrankung ist kaum bekannt, da Longitudinalstudien fehlen. Jedoch scheint die Endometriose eine progressive Erkrankung zu sein, die sich oberflächlich an den Organen im Beckenbereich ausdehnt und durch Invasion in tiefer gelegene Gewebeschichten die Organfunktion und Organstruktur beeinträchtigt. Die individuelle Progressionsgeschwindigkeit

Name: ____________

Stadium I (minimal) = 1 – 5 Pkt.
Stadium II (gering) = 6 – 15 Pkt.
Stadium III (mäßig) = 16 – 40 Pkt.
Stadium IV (schwer) über 40 Pkt.

ges. Pkt. Endometriose: ____________
ges. Pkt. Verwachsungen: ____________
ges. Pkt. AFS-Skore: ____________

Vorname: ____________ **Geb. Datum:** ____________
Pelviskopie: ____________ **Laparotomie:** ____________
Operationsdatum: ____________
Behandlungsempfehlung: ____________

Prognose: ____________
Besonderheiten: ____________

Dokumentation: ____________

Peritoneum	Endometriose	unter 1 cm	1 – 3 cm	über 3 cm	Punktzahl
	oberflächl.	1	2	4	
	tief	2	4	6	
Ovar	re. oberflächl.	1	2	4	
	tief	4	16	20	
	li. oberflächl.	1	2	4	
	tief	4	16	20	
	Gesamt-Endometriose-Implantat-Punkte				

	Douglas-obliteration	teilweise 4		komplett 40	
Ovar	Adhäsionen	1/3 Einschl.	2/3 Einschl.	über 2/3 Einschl.	Punktzahl
	re. zart	1	2	4	
	dicht	4	8	16	
	li. zart	1	2	4	
	dicht	4	8	16	
Tube	re. zart	1	2	4	
	dicht	4*	8*	16	
	li. zart	1	2	4	
	dicht	4*	8*	16	
	Gesamt-Adhäsions-Punkte (einschl. Douglas)				

* bei komplettem Tubenverschluß auf 16 Punkte erhöhen.

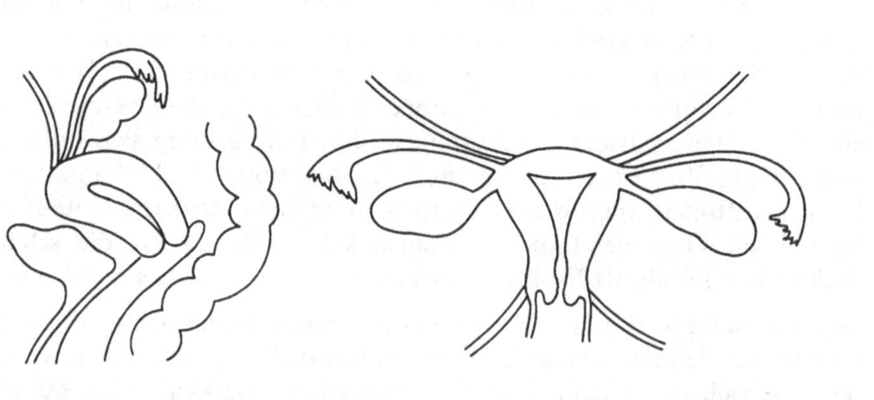

Abb. 3 Klassifikation der Endometriose (modifiziert nach der Classification of the American Fertility Society 1979)

und das Ausmaß der fibrotischen Reaktion um die Implantate schwankt sehr von Patientin zu Patientin. Es hat sich in der klinischen Routine bewährt, die Klassifikation des Schweregrades anhand der Endometrioseimplantate selbst und anhand der Sekundärschäden, insbesondere der Adhäsionen, vorzunehmen (Abb. 3).

Morphologie

Zahlreiche lichtmikroskopische Untersuchungen haben die Morphologie der Endometriose in den letzten Jahrzehnten intensiv beschrieben; es wurde oft festgestellt, daß die Endometriose innerhalb des Menstruationszyklus präzise in gleicher Weise auf die zyklischen Veränderungen der ovariellen Steroide reagiert wie eutopes uterines Endometrium. Typische zyklusabhängige Veränderungen in ektopen Herden wurden von Roddick [25] beschrieben, und korrelierende histochemische Untersuchungen sicherten diese Aussagen [22]. Als erstmals elektronenmikroskopische Untersuchungen vergleichend die zyklischen Veränderungen in eutopen und ektopen Endometrium darstellten [29], konnte nachgewiesen werden, daß die funktionellen Veränderungen in Endometriosedrüsen nicht so einheitlich und eindeutig sind wie im uterinen Endometrium. Umfangreichere Folgestudien führten zu dem Konzept, daß die zyklische Modulation der Endometriose durch ovarielle Steroide lediglich ein Sekundärphänomen ist [30]. Die Endometriose reagiert in verschiedener Hinsicht anders auf das endokrine Milieu als das uterine Endometrium. Diese Erkenntnisse führten konsequenterweise zu dem Konzept einer individualisierten Behandlung der Endometriose.

Die erste Gruppe der Endometriose ist morphologisch charakterisiert durch hochdifferenzierte Drüsen und hochdifferenziertes Stroma, in welchem sich meistens die gleichen funktionellen Veränderungen während eines Menstruationszyklus nachweisen lassen wie im uterinen Endometrium (Abb. 4). Dies kann sowohl lichtmikroskopisch als auch – wesentlich exakter und differenzierter – elektronenmikroskopisch nachgewiesen werden (Abb. 5 und 6).

Die zweite Endmetriosegruppe zeigt unterschiedliche Differenzierungsgrade des Epithels, welches die einzelnen z. T. dilatierten Drüsen auskleidet (Abb. 7); elektronenmikroskopisch findet sich eine Organellenarmut ohne zyklusabhängige Differenzierungsunterschiede. Zytoplasma und Karyoplasma sind niedrig differenziert (Abb. 8). Es lassen sich weder typische östrogeninduzierte noch gestageninduzierte Veränderungen des Organellengehalts und der Organellenstruktur nachweisen.

Die dritte Gruppe der Endometriosen ist gekennzeichnet durch hochdifferenzierte Drüsenepithelien, die aber andere Endstufen der Differenzierung des

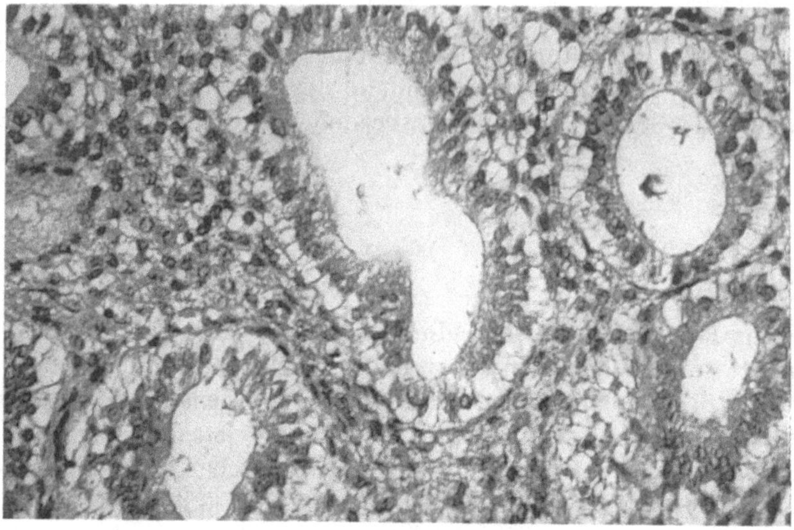

Abb. 4 Hoch differenzierte, einheitlich modulierte Endometriose aus dem Douglas; korrespondierend mit der frühen postovulatorischen Phase. (Vergr. 180 ×)

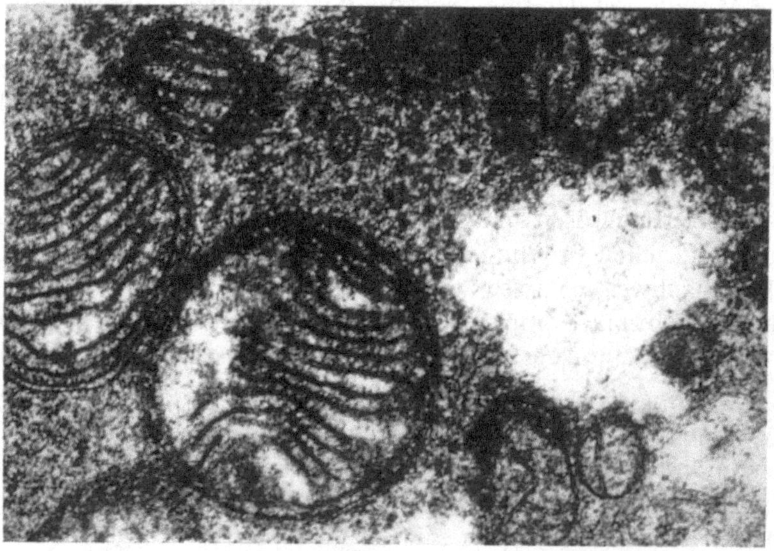

Abb. 5 Dasselbe Präparat wie Abb. 4. Elektronenoptisch ist subnukleäres Glykogen erkennbar, welches den subnukleären Vakuolen der lichtmikroskopischen Schnitte entspricht. Beachte die typischen Riesenmitochondrien mit hoch entwickelten, zahlreichen Cristae. (Vergr. 14 560 ×)

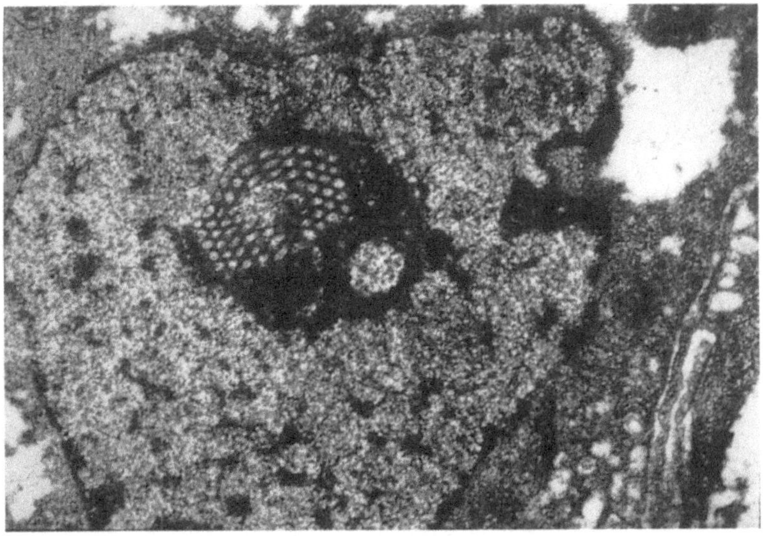

Abb. 6 Endometriosebiopsie aus dem Lig. sacrouterinum in der frühen Proliferationsphase (3. Tag post ovulationem). Beachte das subnukleäre Glykogen und das gut differenzierte Nuclear-Channel-System. (Vergr. 8450 ×)

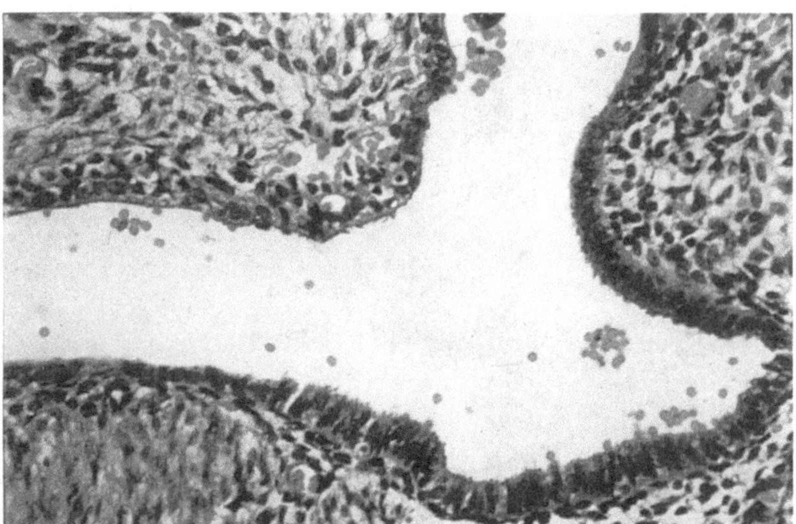

Abb. 7 Biopsie aus einer Rezidivendometriose des Vaginalstumpfes. Das unterschiedlich differenzierte, unterschiedlich hohe auskleidende Epithel zeigt keine hormonelle Modulation. (Vergr. 144 ×)

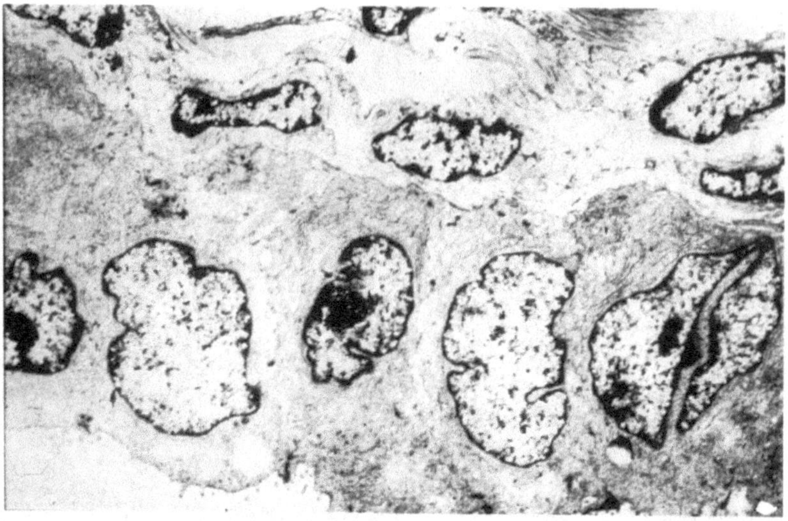

Abb. 8 Dasselbe Präparat wie Abb. 7: Die Organellenzahl ist gering, das Zytoplasma niedrig differenziert, das Karyoplasma irregulär verklumpt, wobei die irregulären Invaginationen der Kernmembranen erkennbar sind. Dies alles charakterisiert den niedrigen Differenzierungsgrad ohne endokrine Modulation. (Vergr. 5440 ×)

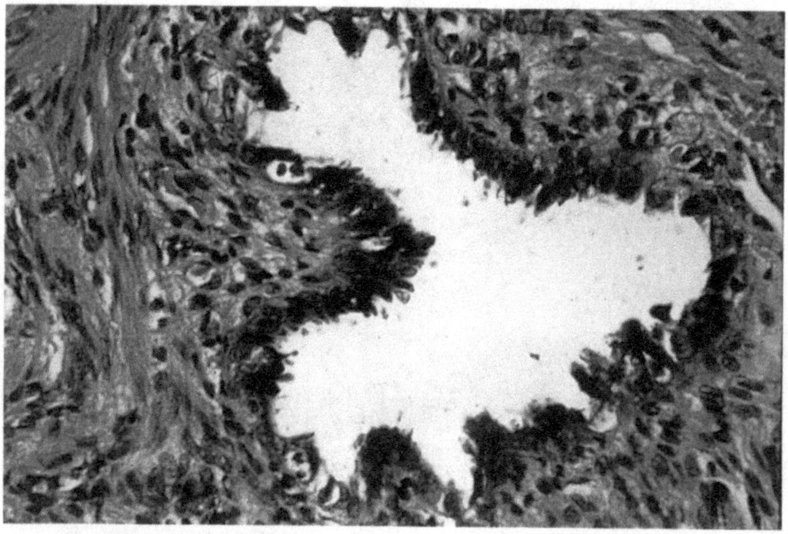

Abb. 9 Biopsie aus einer Ovarialendometriose. Das Epithel erinnert an Tubenschleimhaut und zeigt keine zyklischen Veränderungen. (Vergr. 192 ×)

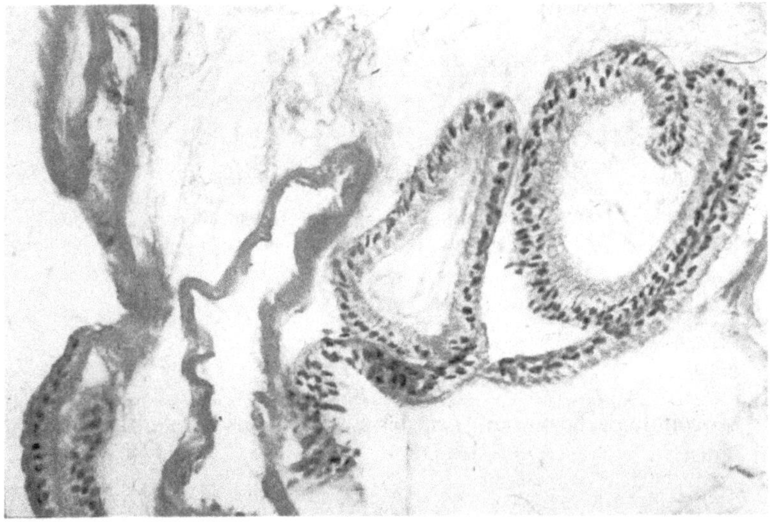

Abb. 10 Biopsie einer Douglasendometriose. Das auskleidende Epithel imitiert Drüsenstrukturen der Cervixmukosa. (Vergr. 144 ×)

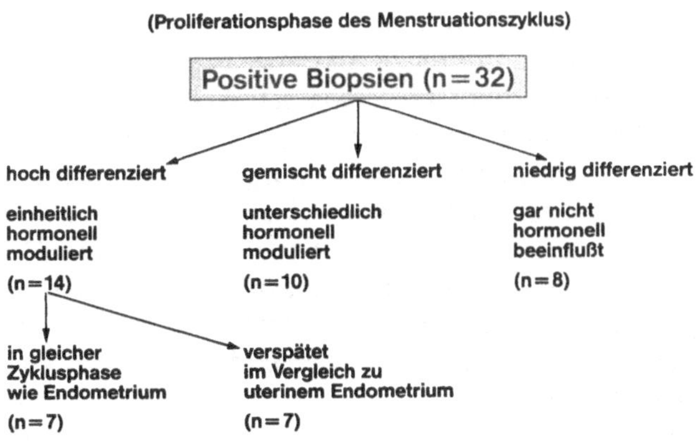

Abb. 11 Morphologische Variationen der Endometrioseimplantate in der Proliferationsphase.

Müller'schen Epithels imitieren wie bspw. tubenähnliches Epithel (Abb. 9) oder Drüsenepithelien der Cervixschleimhaut (Abb. 10). Auch hier finden sich keine sicher und einheitlich nachweisbaren morphologischen Veränderungen während des Menstruationszyklus.

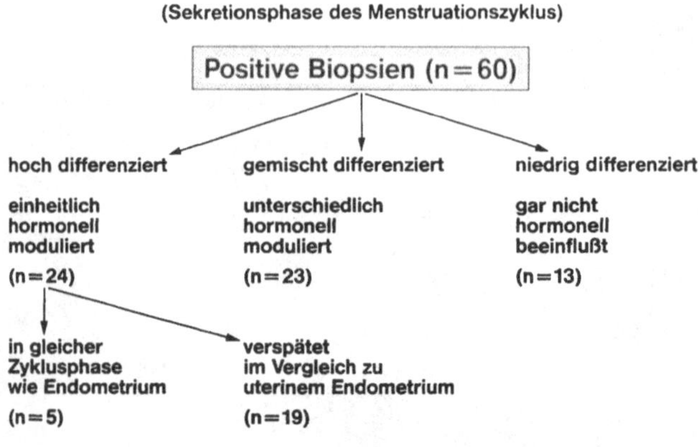

Abb. 12 Morphologische Variationen der Endometrioseimplantate in der Sekretionsphase.

Der Vergleich zwischen Endometrioseimplantat und gleichzeitig entnommener Biopsie aus dem uterinen Endometrium zeigt, daß in allen Fällen das eutope Endometrium zyklusgerecht und hormonabhängig reagierte. In 92 Fällen [30] war die steroidhormoninduzierte Modulation der nukleären und zytoplasmatischen Strukturen adäquat für den Zykluszeitpunkt der Biopsieentnahme. Im Gegensatz dazu (Abb. 11 und 12) fanden sich in Endometrioseherden in der Proliferationsphase nur 14 hochdifferenzierte Fälle. Ein Drittel von diesen war eindeutig nicht zyklusgerecht moduliert (verspätet). Weitere 10 Biopsien zeigten unterschiedliche Differenzierungsgrade und irreguläre morphologische Variationen innerhalb desselben Präparates; eine zyklusgerechte Datierung war deshalb unmöglich. In 8 Fällen fand sich ausschließlich eine niedrig differenzierte Endometriose mit den Zeichen autonomer Proliferation ohne Hinweis auf endokrine Abhängigkeit. Das gleiche Verteilungsmuster wurde in den Endometriosebiopsien gefunden, die während der Lutealphase entnommen wurden. Von 60 Fällen waren 24 hochdifferenziert mit endokriner Abhängigkeit, 23 waren unterschiedlich differenziert und 13 waren niedrig differenziert ohne Hinweis auf endokrine Modulation durch ovarielle Steroide. Aber selbst die hormonabhängigen, hochdifferenzierten Endometriosen zeigten erhebliche Unterschiede im Vergleich zum uterinen Endometrium. Bis auf 5 Fälle waren alle verspätet (d. h. immer noch proliferativ), während das uterine Endometrium in Übereinstimmung mit dem Zykluszeitpunkt sekretorische Veränderungen aufwies. Zusammenfassend stellte sich heraus, daß eine komplette, homogen durchgeführte sekretorische Transformation in Endometrioseherden niemals nachweisbar war.

Die beschriebenen morphologischen Charakteristika der Endometriose im Vergleich zum uterinen Endometrium (Tabelle 6) legen nahe, daß die Endometrioseherde nur unvollständig auf ein gegebenes hormonelles Milieu reagieren können. Die morphologische Erscheinungsform der Drüsen und des Stromas der ektopen Implantate hängt primär vom Differenzierungsgrad und von der Reife der Zelle ab. Sekretorische Veränderungen, wie sie durch Gestagene induziert werden, sind insuffizient, unvollständig, irregulär oder fehlen vollkommen.

Tabelle 6 Differenzierungsgrad und endokrine Modulation der Endometriose

	in %, circa
Hoch differenzierte Drüsen und Stroma *mit* endokriner homogen. Modulation	50
Niedrig differenzierte Drüsen und Stroma *ohne* endokrine Modulation	15
Hoch differenzierte Drüsen und Stroma *ohne* endokrine Modulation	35

Rezeptoren

Neuere Untersuchungen über die Verteilung der Steroidrezeptoren bei ovarieller Endometriose und bei Beckenendometriose [2, 33] unterstützen unsere morphologischen Befunde. Das genetische Programm einer Endometriosezelle bestimmt die Differenzierung, die definitive Struktur der zytoplasmatischen Organellen und die spezifische Funktion der Zelle von Anfang an. Endokriner Einfluß scheint ein sekundäres Phänomen zu sein und hängt davon ab, wieweit die einzelne Zelle differenziert ist; d. h. viele Endometriosezellen sind nicht oder nicht mehr fähig, auf die Veränderungen der Hormonplasmaspiegel während des Menstruationszyklus zu reagieren. Vielleicht deshalb, weil sie keine Östrogen- und/oder Gestagenrezeptoren bilden. Jänne und Mitarb. [14] sowie Bergquist [2] fanden nur in 30% der untersuchten Biopsie Östrogenrezeptoren (Tabelle 7). Die Konzentrationen der Rezeptoren waren signifikant niedriger als die im vergleichsweise entnommenen uterinen Endometrium (Tabelle 8). Diese Befunde stimmen mit in-vitro-Studien überein, in denen gezeigt wurde, daß es keine menstruationszyklusbezogenen Veränderungen der Östradiolbindung durch nukleäre Rezeptoren in ektopen endometrialen Drüsen und ektopen endometrialen Stromazellen gibt. Dies steht im Gegensatz zu den Befunden bei eutopem uterinen Endometrium. Systematische Studien wurden von Kauppilla und Mitarb. [17] publiziert. Die Konzentrationen der Cytosolrezeptoren für Östrogene und Progesteron als auch der nukleären Rezeptoren für Östrogen und Progesteron sowie die Aktivität der 17-β-Hydroxysteroid-Dehydrogenase

Tabelle 7 Häufigkeit von Estrogen-, Progesteron- und Androgen-Rezeptoren in Endometriosegewebe

Autor	ERc (%)	PRc (%)	ARc (%)
Tamaya und Mitarbeiter, 1979 [32]	86	86	100
Bergqvist und Mitarbeiter, 1981 [2]	30	22	–
Jänne und Mitarbeiter, 1981 [14]	30	80	–
Kauppila und Mitarbeiter, 1985 [17]	70	94	–
Vierikko und Mitarbeiter, 1985 [33]	73	94	–

ERc = Estrogen Rezeptor Cytosol
PRc = Progesteron Rezeptor Cytosol
ARc = Androgen Rezeptor Cytosol

Tabelle 8 Konzentrationen der ERc und PRc sowie Aktivität der 17β-HSD im Endometrium und in Endometriosen in bezug zur Proliferations- und Sekretionsphase des Menstruationszyklus

Gewebe	Zyklusphas. n	ERc	PRc	17β-HSD
Endometriose	prolifer. 15	8,0 + 1,6	177 + 32	0,54 + 0,19
Endometriose	sekretor. 18	5,8 + 1,3	90 + 23	0,72 + 0,39
Endometrium	prolifer. 13	167,0 + 22	1697 + 140	2,26 + 0,30

ERc = Estrogen-Rezeptor-Cytosol (fmol/mg protein)
PRc = Progesteron-Rezeptor-Cytosol (fmol/mg protein)
17β-HSD = 17-β-Hydroxysteroid-Dehydrogenase (nmol E von E2/mg protein/30 min)

wurden vergleichend in Endometrioseimplantaten und uterinem Endometrium gemessen (Abb. 13). Die Konzentrationen der Cytosolrezeptoren (ERc und PRc) und der 17-β-HSD waren im Endometrium signifikant höher. Nach hormonell suppressiver Behandlung mit Danazol oder Gestrinon erhöhte sich die Aktivität der endometrialen 17-β-HSD mehr als 10-fach im Vergleich zu unbehandeltem Endometrium in der Proliferationsphase. Keine Veränderungen der Enzymaktivität fanden in Endometrioseimplantaten statt. Die Konzentrationen der Östrogenrezeptoren und auch der Progesteronrezeptoren im uterinen Endometrium sanken unter Behandlung signifikant ab, aber in Endometrioseherden konnten keine Veränderungen durch die hormonelle Behandlung nachgewiesen werden.

Die synoptische Interpretation dieser Daten erlaubt nach Kauppilla den Schluß, daß die hormonelle Kontrolle des Endometriums sich grundsätzlich von der des Endometriosegewebes unterscheidet.

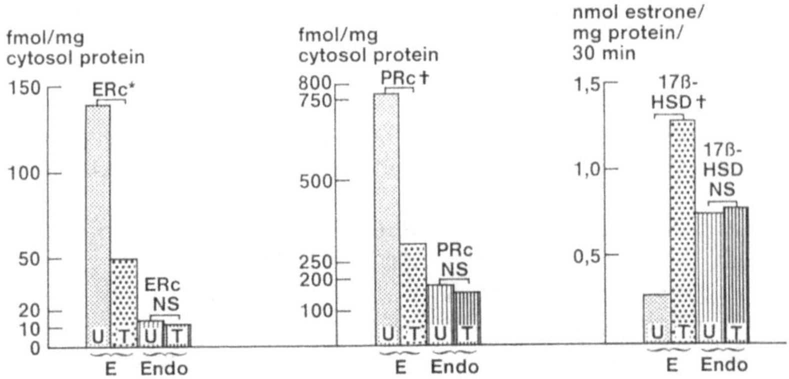

Abb. 13 Konzentrationen des Cytosol-Estrogen-Rezeptors (ERc), des Cytosol-Progesteron-Rezeptors (PRc) und der 17-β-Hydroxysteroid-Dehydrogenase (17β-HSD) in uterinem Endometrium (E) und Endometriose (Endo) vor (U) und nach (T) ovarieller Suppression durch medikamentöse Behandlung (modifiziert nach Kauppila u. Mitarb. 1985).

Diese neuen ultrastrukturellen Befunde und Rezeptordaten können erklären, warum die Endometriose bei passagerer hormoneller Therapie nur unvollständig beeinflußt wird und warum die Rezidivraten bei ausschließlich medikamentös behandelten Frauen relativ hoch ist. Es wird deutlich, daß nur ein permanenter Entzug des hormonellen Einflusses oder eine chirurgische Entfernung die Endometriose dauerhaft heilen können.

Literatur

[1] Allen, E., L. F. Peterson, Z. B. Campbell: Clinical and experimental endometriosis. Am. J. Obstet. Gynecol. *68* (1954) 356.

[2] Bergqvist, A., G. Rannevik, J. Thorell: Estrogen and progesterone cytosol receptor concentration in endometriotic tissue and intrauterine endometrium. Acta Obstet. Gynecol. Scand. (suppl.) *101* (1981) 53.

[3] Blumenkrantz, M. U., N. Gallagher, R. A. Basnore: Retrograde menstruation in women undergoing chronic peritoneal dialysis. Obstet. Gynecol. *57* (1981) 667–670.

[4a] Brosens, I. A.: Microsurgery of endometriosis. In: H. P. G. Schneider, K. W. Schweppe (Hrsg.) Rekonstruktive Chirurgie des inneren Genitale der Frau, S. 57–63. Elser Verlag, Mühlacker 1983.

[4b] Brosens, I. A., P. R. Koninchx, P. A. Corveleyn: A study of plasma progesterone, oestradiol 17–β, prolactin, and LH levels, and of the luteal phase appearance of the ovaries in patients with endometriosis and infertility. Br. J. Obstet. Gynaecol. *85* (1978) 246–250.

[5] Cron, R. S., G. Gey: The viability of the cast-off menstrual endometrium. Am. J. Obstet. Gynecol. *43* (1927) 645–647.

[6] Cullen, T. S.: Adenomyoma of the Uterus. W. B. Saunders & Co., Philadelphia 1908.

[7] DiZerega, G. S., D. L. Barber, G. D. Hodgen: Endometriosis: role of ovarian steroids in initiation, maintenance, and suppression. Fertil. Steril. *33* (1980) 649–653.

[8] Dmowski, W. P., R. R. Steele, G. F. Baker: Deficient cellular immunity in endometriosis. Am. J. Obstet. Gynecol. *141* (1981) 377–383.

[9] Dmowski, W. P., R. Rolland, K.-W. Schweppe: Endometriosis. Medication UpDate. R. Pfützner, München 1989 (im Druck).

[10] Greenhill, J. P.: The Yearbook of Obstetrics and Gynecology, p. 431. The Yearbook Publisher, 1942.

[11] Halban, J.: Hysteroadenosis metastatica. (Die lymphogene Genese der sog. Adenofibromatosis heterotopica). Wien. Klin. Wschr. *37* (1924) 1205–1206.

[12] Halme, J., M. G. Hammond, J. F. Hulka: Retrograde menstruation in healthy women and in patients with endometriosis. Obstet. Gynecol. *64* (1984) 151.

[13] Heim, K.: Über die Entwicklung der Endometriose an Ort und Stelle. Arch. Gynäkol. *152* (1933) 269–311.

[14] Jänne, O., A. Kauppila, E. Kokko et al.: Estrogen and progestin receptors in endometriosis lesions: comparison with endometrial tissue. Am. J. Obstet. Gynecol. *141* (1981) 562–566.

[15] Javert, C. T.: Pathogenesis of endometriosis based on endometrial homeoplasia, direct extension, exfoliation and implantation, lymphatic and hematogenous metastasis. Cancer *2* (1949) 399–410.

[16] Jenkins, S., D. L. Olive, A. F. Haney: The location of endometriosis lesions in an infertile patient population. Obstet. Gynecol. *67* (1986) 335.

[17] Kauppila, A., V. Isomaa, L. Rönneberg et al.: Effect of gestrinone in endometriosis tissue and endometrium. Fertil. Steril. *44* (1985) 466.

[18] Merrill, J. A.: Induction of endometriosis across millipore filters. Exp. Surg. Forum *14* (1963) 397–408.

[19] Meyer, R.: Über den Stand der Frage Adenomyositis und Adenomatome im allgemeinen und insbesondere über Adenomyositis serosoepithelialis und Adenomyometritis sarcomatosa. Zbl. f. Gynäk. *43* (1919) 745–750.

[20] Novak, E.: Pelvic endometriosis. Am. J. Gynecol. *22* (1931) 826–837.

[21] Philipp, E., H. Huber: Die Entstehung der Endometriose, gleichzeitig ein Beitrag zur Pathologie des interstitiellen Tubenabschnittes. Zbl. Gynäk. *63* (1939) 7–40.

[22] Prakash, S., H. Ulfelder, R. B. Cohen: Enzyme-histochemical observations on endometriosis. Am. J. Obstet. Gynecol. *91* (1965) 990–997.

[23] Recklinghausen, F. v.: Die Adenome und Zystadenome der Uterus- und Tubenwandung, S. 87. Hirschwald, Berlin 1896.

[24] Ridley, J. H., I. K. Edwards: Experimental endometriosis in the human. Am. J. Obstet. Gynecol. *76* (1958) 783–790.

[25] Roddick, J. W., G. Conkey, E. J. Jacobs: The hormonal response of endometriotic implants and its relationship to symptomatology. Am. J. Obstet. Gynecol. *79* (1960) 1173–1177.

[26] Russell, W. W.: Aberrant portions of the Müllerian duct found in an ovary. Ovarian cysts of Müllerian origin. Bull. John Hopkins Hosp. *10* (1899) 8–10.
[27] Sampson, J. A.: Perforating hemorrhagic (chocolate) cysts of the ovary, their importance and especially their relation to pelvic adenomas of the endometrial type. Arch. Surg. *3* (1921) 245–323.
[28] Sampson, J. A.: Heterotopie or misplaced endometrial tissue. Am. J. Obstet. Gynecol. *10* (1925) 649–664.
[29] Schweppe, K. W., R. M. Wynn: Ultrastructural changes in endometriotic implants during the menstrual cycle. Obstet. Gynecol. *58* (1981) 465–473.
[30] Schweppe, K. W., R. M. Wynn: Endocrine dependency of endometriosis: an ultrastructural study. Eur. J. Obstet. Gynecol. Reprod. Biol. *17* (1984) 193.
[31] Schweppe, K. W.: Morphologie und Klinik der Endometriose. F. K. Schattauer, Stuttgart–New York 1984.
[32] Tamaya, T., T. Motoyama, Y. Ohono et al.: Steroid receptor levels and histology of endometriosis and adenomyosis. Fertil. Steril. *31* (1979) 396–400.
[33] Vierikko, P., A. Kauppilla, L. Rönneberg: Steroidal regulation of endometriosis tissue: lack of induction of 17-β-hydroxysteroiddehydrogenase activity by progesterone, medroxyprogesterone acetate, or danazol. Fertil. Steril. *43* (1985) 218.
[34] Waldeyer, E.: Eierstock und Ei (1870). Zit. nach Gondall, J. R.: A study of endometriosis, p. 2. J. B. Lippingrott, Philadelphia 1944, Vol. 2.

Physiologische und pharmakologische Wirkungen von Buserelin: präklinische Untersuchungen

J. Sandow

Einleitung

Die Sekretion der Östrogene des Ovars hängt bei prämenopausalen Frauen von der Stimulierung durch die pulsatile Freisetzung der hypophysären Gonadotropine ab [15, 3, 19]. Bei der Endometriose handelt es sich um eine Östrogen-abhängige Erkrankung, die durch eine wirksame und reversible Ausschaltung der hypophysären Hormonsekretion günstig beeinflußt wird. Dies ist durch LHRH-Agonisten (Gn-RH-Analoga) möglich, die als Peptide mit naher Verwandtschaft zum körpereigenen Luteinisierungshormon-Releasing Hormone (LHRH, Gn-RH, Gonadorelin) wesentliche Bedeutung für die reversible Hemmung der Sexualsteroide durch Blockierung der pulsatilen Gonadotropin-Sekretion gewonnen haben [31, 38].

Die LHRH-Agonisten sind Oligopeptide aus 9 bis 10 Aminosäuren, sie werden wegen ihrer Strukturähnlichkeit mit dem natürlichen Hormon durch die gleichen Enzymmechanismen abgebaut, zeichnen sich aber durch eine wesentlich längere und stärkere Wirkung aus [32, 36]. Eines dieser Peptide ist Buserelin (Abb. 1), das für die Behandlung der Endometriose eingesetzt wird in Form

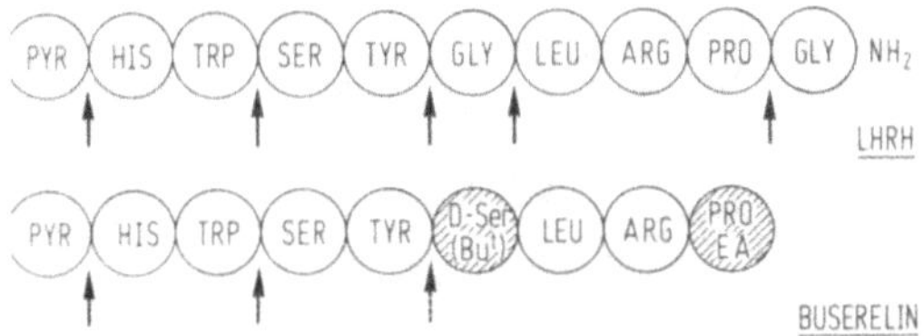

Abb. 1 Struktur von Buserelin, einem Nonapeptid (substituiert in zwei Aminosäuren) und Vergleich mit natürlichem LHRH (Gonadorelin), einem Dekapeptid. Buserelin wird durch die gleichen Enzyme wie LHRH abgebaut (siehe Pfeile), zeigt aber eine höhere Bindungsaffinität zu hypophysären Rezeptoren. Buserelin wird im Gegensatz zum natürlichen LHRH langsamer inaktiviert, Abbau und Ausscheidung erfolgen in Leber und Niere.

Endometriose – neue Therapiemöglichkeiten durch Buserelin

eines Nasalspray einer Buserelin-Lösung (Suprecur®). Die therapeutische Bedeutung von Buserelin ergibt sich aus der spezifischen antigonadotropen Wirkung [32]. Ein besonderer Vorzug der nasalen Behandlungsform ist die gute Steuerbarkeit der therapeutischen Wirkung, da es nach Absetzen der Behandlung zu einer raschen Normalisierung der Ovarialfunktion kommt.

Die präklinischen Untersuchungen sind ein Arbeitsgebiet der experimentellen Endokrinologie. Sie ermöglichen es, Wirkungen und Wirkungsmechanismen im Tierversuch aufzuklären, so daß die therapeutische Anwendung am Menschen vorbereitet werden kann und die in der Therapie beobachteten Wirkungen anhand von Organveränderungen zu erklären sind, die der direkten Untersuchung am Menschen nicht zugänglich sind.

Buserelin und andere LHRH-Agonisten wurden in zahlreichen tierexperimentellen Studien verwendet [32, 36], so daß eine Fülle von Informationen zusammengetragen werden konnte, die für die Entwicklung der klinischen Indikationen in der Onkologie [16, 43, 46, 47] und Endokrinologie [12, 20, 33, 35] die Grundlage bildeten. Besondere Einsatzgebiete sind die Kontrazeption [14, 16, 22], die Endometriose [16, 23, 35] und das Leiomyoma uteri [12, 27] als

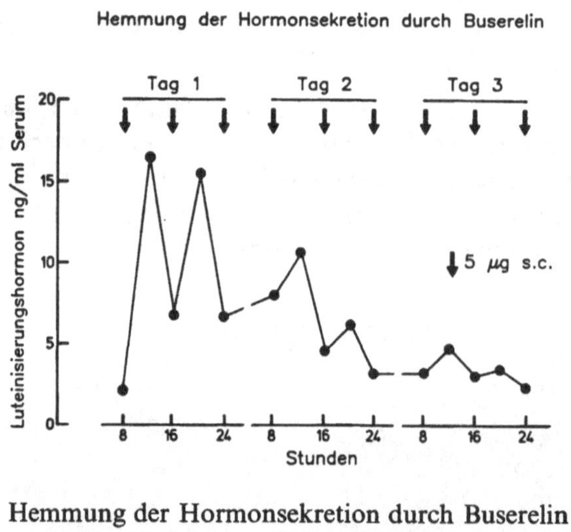

Abb. 2 Hemmung der Hormonsekretion durch Buserelin bei normalen Frauen. Während einer dreitägigen Behandlung mit Buserelin (pro Tag 3 × 5 μg s.c. im Abstand von je 8 Stunden) kommt es zu einem raschen Rückgang der LH-Freisetzung (Desensitisierung). Die pulsatile LH-Sekretion wird aufgehoben, während die basale Sekretion erhalten bleibt. Die untersuchte Dosis (Dericks-Tan & Taubert 1977) liegt im suppressiven Bereich, ähnlich der bei der Therapie der Endometriose üblichen Dosierung des Buserelin-Nasalspray von 3 × 300 μg pro Tag. Bei einer Resorption von 3,3% entspricht die nasal applizierte Buserelin-Dosis der s.c. Injektion von 3 × 10 μg pro Tag.

Alternative zu Steroidhormonen [45]. Die stimulierende Wirkung von LHRH-Agonisten auf die Gonadotropin-Sekretion findet sich stets in der Anfangsphase einer Behandlung, sie wird aber bei täglicher Behandlung innerhalb weniger Tage abgeschwächt (Desensitisierung), bei ausreichend hoher Dosierung fällt die Gonadotropin-Sekretion auf eine basale Rate ab (Abb. 2). Zu Beginn der Behandlung (Stimulationsphase) führt die erhöhte FSH-Sekretion oft zu einem vorübergehenden Östrogen-Anstieg. Nach 7–14 Tagen der Behandlung (Nasalspray, Injektionen, Infusionen oder Implantate) geht die Gonadotropin-Sekretion dosisabhängig zurück und die Serum Östradiol-Konzentration sinkt auf Werte im Kastrationsbereich ab. Eine erhöhte Initialdosis ist zweckmäßig, wenn die Stimulationsphase abgekürzt werden soll (Abb. 3).

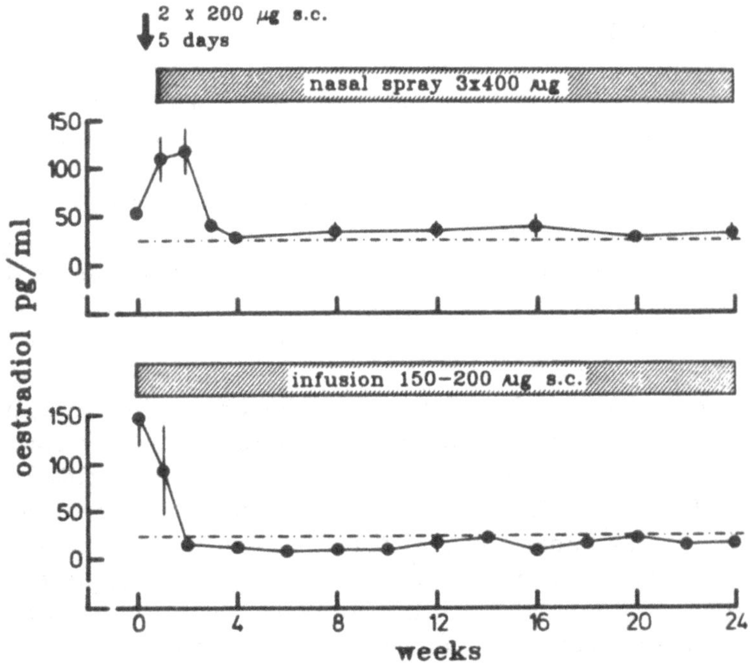

Abb. 3 Für die Östrogensuppression bei der Behandlung der Endometriose wurden verschiedene Behandlungsformen untersucht. Die anfängliche Dosiserhöhung zur Beschleunigung der Desensitisierung ist zweckmäßig. Die Einleitung der Behandlung mit Injektionen von 2 × 200 μg s.c. mit anschließender Nasalspraybehandlung (3 × 400 μg pro Tag) wurde von Lemay et al. beschrieben [17, 18], ebenso die Dauerinfusion aus Minipumpen (150–200 μg s.c. pro Tag). Die gestrichelte Linie zeigt den Bereich des Serum-Östradiol nach Ovarektomie an. Der heute gebräuchliche Nasalspray (Suprecur®) von 3 × 300 μg hat bei gleicher Wirksamkeit eine bessere Resorption als der von Lemay verwendete Spray von 3 × 400 μg.

In den präklinischen Studien haben wir den suppressiven Effekt von Buserelin auf die Follikelreifung und Östrogen-Sekretion bei mehreren Tierarten untersucht, wobei ein weiter Dosisbereich angewendet wurde [37, 43]. Hierbei wurde die nasale Behandlung – wie sie bei der Endometriose erfolgt – ersetzt durch tägliche s. c. Injektion kleiner Dosen, die Wirkung wurde verglichen mit der stärkeren Suppression durch gleichmäßige Freisetzung aus s. c. implantierten osmotischen Minipumpen oder der protrahierten Freisetzung aus biodegradierbaren Implantaten und Mikrokapsel-Zubereitungen. Diese Modelle ermöglichen eine Erklärung der therapeutischen Wirkung von Buserelin hinsichtlich des Wirkungsmechanismus und der für die Therapie der Endometriose besonders geeigneten Behandlungsform.

Untersuchungen bei Ratten

Zahlreiche Studien wurden an weiblichen und männlichen Ratten durchgeführt. Die für diese Tierart vorhandenen Hormonnachweise ermöglichen es, nicht nur die Wirkung auf Gonadotropine und Sexualsteroide zu untersuchen, sondern auch das Wirkungsspektrum hinsichtlich der Beeinflussung anderer hypophysärer Hormone und der Nebennierensteroide zu prüfen. In den Untersuchungen zur Endometriose waren die wichtigsten Zielparameter der reduzierten Östrogen-Sekretion die Hemmung der Proliferation des Vaginalepitheliums (persistierender Diöstrus, der einer sekundären Amenorrhoe entspricht) sowie ein Rückgang des Uterusgewichts. Findet sich dabei auch ein Rückgang des Ovargewichts, so zeigt das Fehlen von Gelbkörpern eine wirksame Ovulationshemmung an. Findet sich dagegen ein erhöhtes Ovargewicht aufgrund zahlreicher Gelbkörper, so wurden die Follikel vermehrt zu Gelbkörpern umgebildet. Die Buserelin-Behandlung führt bei der Ratte entsprechend den unterschiedlichen Behandlungsformen zu verschiedenen Wirkungen, die eine therapeutische Voraussage für den Menschen ergeben [43]. Bei täglicher Injektion von Buserelin 0,5–5 µg pro Tier s. c. bei präpuberalen Ratten kommt es zu einer deutlichen Verzögerung der Entwicklung des Uterusgewichts (Hemmung der Sexualreife). Diese Wirkung findet sich auch bei erwachsenen Tieren und ist histologisch mit einer Involution des Endometriums verbunden. Im Ovar geht die Anzahl der tertiären Follikel stark zurück, es werden zahlreiche Gelbkörper angetroffen. Dies entspricht im Gegensatz zur Erwartung nicht einer Ovulationshemmung, sondern einer erhöhten Ovulationsrate mit vorzeitiger Luteinisierung der reifenden Follikel. Der Uterus bleibt in diesem Fall wegen der abgeschwächten Östrogensekretion klein, während das Ovargewicht durch die erhöhte Zahl von Gelbkörpern ansteigt. Dieser pharmakologische Effekt bei der Ratte unterscheidet sich deutlich von der ovulationshemmenden Wirkung von Buserelin bei Primaten und beim Menschen [7, 8, 13]. Bei

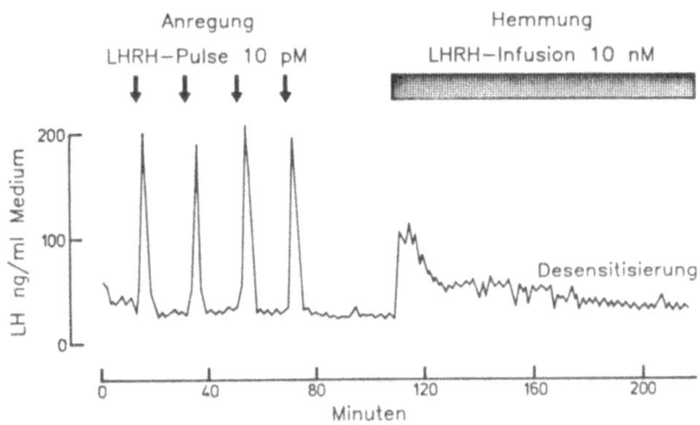

Abb. 4 Desensitisierung der LH-Sekretion an Hypophysenzellen der Ratte in einem Perfusionssystem. Die pulsatile LHRH-Stimulation führt zu einer Anregung. Bei Wechsel auf eine Dauerinfusion von LHRH wird nach kurzer Zeit die Hormonsekretion blockiert [1a]. Die Ursache der Desensitisierung ist wahrscheinlich eine rasche Autophosphorylierung der Rezeptoren mit Verlust der Stimulierbarkeit. Der Abbau von Rezeptoren durch Aufnahme in die Zelle (Downregulation) ist der nächste Schritt der Blockierung, er erfolgt rascher als die Neusynthese von Rezeptorprotein. Die LHRH-Agonisten halten die Sekretionsblockade durch ihre längere Haftung am Rezeptor besonders wirksam aufrecht.

männlichen Tieren stellt sich unter der täglichen Injektion eine charakteristische Veränderung der Biosynthese der Sexualsteroide ein. Die Sekretion der Androgen-Vorstufe Progesteron (C21-Steroid) ist verstärkt, während die Sekretion von 4-Androstendion und Testosteron (C19-Steroide) eingeschränkt wird. Diese spezifische Hemmung der 17,20-Desmolase und 17-Hydroxylase kann beim Menschen nicht in gleicher Form nachgewiesen werden, sie ist wahrscheinlich eine tierartspezifische Reaktion [37]. Dem Menschen vergleichbar ist die Abschwächung der hypophysären Sekretionskapazität für LH und FSH, verbunden mit einer Senkung der Rezeptorbindungskapazität für LHRH. An Hypophysenzellen in einem Perfusionssystem [2] führt LHRH bei Dauerstimulierung (vergleichbar einer Infusion beim Menschen) zu einer Desensitisierung der LH-Sekretion (Abb. 4). Diese Wirkung wird durch Buserelin in verstärktem Maß ausgelöst. Der Rückgang der pulsatilen LH-Sekretion (Desensitisierung) ist auf die verminderten LHRH-Rezeptoren zurückzuführen (Down-Regulation) verbunden mit verringertem FSH/LH-Gehalt im Hypophysengewebe (Depletion). Bei täglicher Injektion wird die Synthese von FSH/LH ständig gehemmt, jeder Buserelin-Injektion folgt ein vorübergehender Rückgang der Sekretionsleistung mit anschließender Wiederherstellung der Ansprechbarkeit innerhalb von 24 Stunden [34]. Aus diesem Grund wurde für die Therapie der Endometriose mit

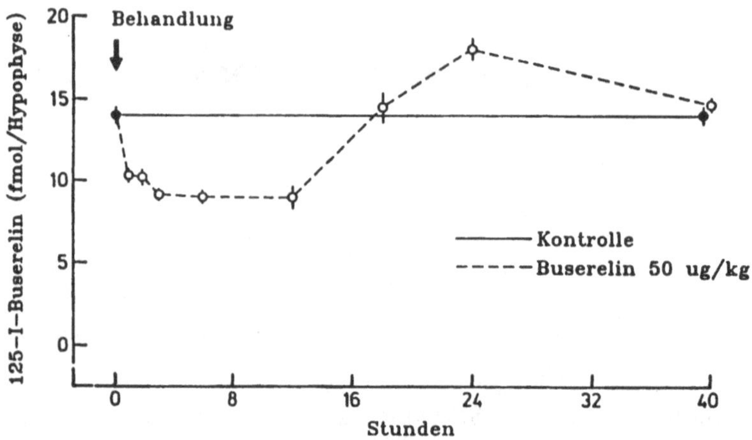

Abb. 5 Rezeptorverlust (Downregulation) nach Injektion einer hohen Dosis von Buserelin bei Ratten. Der Rückgang der Bindungskapazität beginnt innerhalb von 30–60 min nach Behandlung, er beruht auf einer Internalisierung von Buserelin-besetzten Rezeptoren. Ein ähnlicher Vorgang ist bei zahlreichen anderen Peptiden nachgewiesen, er führt zum raschen Verlust der Wirkung (Tachyphylaxie) und der Stimulierbarkeit (Desensitisierung). Bei kleinen Dosen ist eine mehrfache Gabe pro Tag zweckmäßig, bei der Nasalspraybehandlung mit Buserelin werden daher drei Dosen von je 300 µg pro Tag im Abstand von 8 Stunden angewandt.

dem Buserelin-Nasalspray (Suprecur®) ein Behandlungsschema mit dreimaliger täglicher Dosierung gewählt, weil auf diese Weise eine gleichmäßige Blockierung der Hypophyse zu erreichen ist (Abb. 5).

Hinsichtlich der Spezifität der Wirkung zeigt sich in diesen Untersuchungen, daß die Sekretion von Thyrotrophin (TSH), Prolactin (PRL) und Wachstumshormon (Growth Hormone, GH) nicht beeinflußt wird. Ebenso bleibt die Corticotropin-Sekretion (ACTH) und die Stimulierung der Nebennieren-Steroide unverändert, die Ausscheidung von Corticosteron und Aldosteron im Urin von Ratten ändert sich unter der Buserelin-Behandlung nicht (Abb. 6).

Eine stärkere Suppression der Follikelreifung läßt sich durch eine Gonadotropin-Hemmung bei Dauer-Infusion oder nach Behandlung mit Buserelin-Implantaten (s. c.) herbeiführen. Der Dosisbereich liegt wesentlich höher als bei täglicher Injektion, für die Ratte bei 5–50 µg/24 h (s. c.). Nach einer Stimulationsphase von 3–7 Tagen fällt das Gewicht von Uterus und Ovarien sehr stark ab durch Hemmung des pulsatilen Gonadotropin-Release. Die Rezeptorbindungskapazität für LHRH und der hypophysäre FSH/LH-Gehalt werden auf sehr geringe Werte reduziert, entsprechend einer Hemmung der Hor-

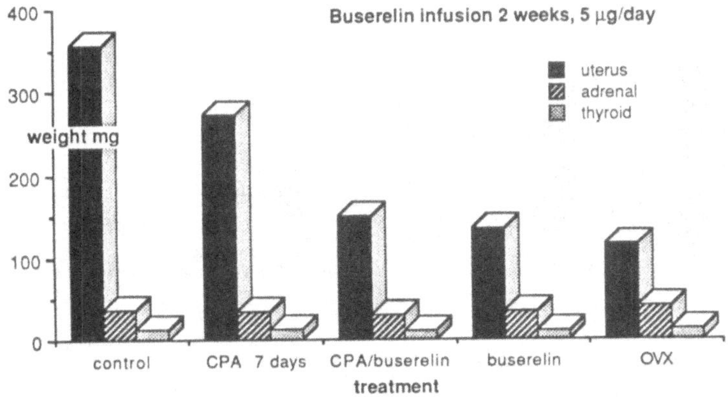

Abb. 6 Spezifische Wirkung von Buserelin auf die Östrogensekretion bei Ratten: es kommt zu einem Rückgang des Uterusgewichts (entsprechend einem Östrogenentzug durch antigonadotrope Wirkung), das Gewicht von Nebennieren und Schilddrüse bleibt unverändert. In dieser Versuchsanordnung wurde Buserelin zwei Wochen lang s. c. infundiert und zur Verstärkung der Gonadotropin-Hemmung während der ersten Behandlungswoche zusätzlich Cyproteron-Acetat (CPA, ein starkes Gestagen) täglich injiziert (1 mg pro Tag s. c.). Die Wirkung der Kombination CPA/Buserelin und die Wirkung von Buserelin allein entspricht dem Östrogenentzug durch Ovariektomie (OVX).

monsynthese. Die Folge dieser langfristigen Reduktion von LHRH-Rezeptoren (Down-Regulation) unter der Buserelin-Behandlung ist ein starkes Östrogendefizit, daß sich auch als Hemmung der Östrogen-abhängigen Synthese von Prolactin und Wachstumshormon nachweisen läßt (Abb. 7). Bei Freisetzungsraten von 5 – 50 μg Buserelin pro 24 h s. c. entspricht der Rückgang des Ovargewichts dem Effekt einer Ovarektomie. Die Hemmung der Sexualsteroide ist auch bei dieser Dosiserhöhung spezifisch, die Biosynthese der Nebennierensteroide wird nicht beeinflußt. Bei Ratten bleiben das Gewicht der Nebennieren, der Gewebegehalt von Corticosteron und Aldosteron sowie die Ausscheidung beider Corticoide im Urin unverändert.

Die spezifische Rezeptorwirkung von Buserelin wurde an Rattenhypophysen genau untersucht. Die Ursache der verstärkten biologischen Wirkung liegt in einer hohen Affinität der LHRH-Rezeptoren für Buserelin, das sich in hoher Konzentration und für längere Zeit in der Hypophyse anreichert, wie auch bei Bindungsstudien mit Hypophysenzellmembranen nachweisbar ist. Hierbei erfolgt die Bindung spezifisch an gonadotrope Zellen, sie führt in vitro bei geringer Dosis zur Erhöhung der Bindungskapazität (Up-Regulation), bei weiterem Dosisanstieg zu einer dosisabhängigen Rezeptorhemmung (Down-Regulation), verbunden mit einem starken Rückgang der Sekretionsleistung in

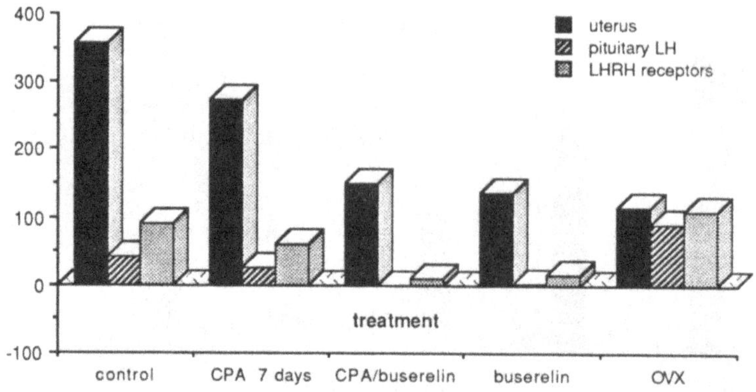

Abb. 7 Hemmung der Hypophysenhormone durch Buserelin bei der Ratte: bei zweiwöchiger Infusion (5 μg pro Tag s. c.) sinkt der Gehalt von LH und FSH durch direkte Rezeptorhemmung stark ab, die Synthese von Wachstumshormon (GH, growth hormone) und Prolaktin (PRL) wird durch Östrogenentzug gedrosselt. Die Synthese von TSH und ACTH (hier nicht gezeigt) bleibt dagegen unbeeinflußt (vergleiche Abb. 6).

der Zellkultur [3, 4, 24]. Nach einer Einzeldosis von Buserelin kommt es zu einer Mikroaggregation von Hormon-Rezeptorkomplexen in der Hypophysen-Zellmembran innerhalb von 30 Minuten, die Hormon-Rezeptorkomplexe werden anschließend in die Zelle aufgenommen (Internalisierung) und durch lysosomale Enzyme im Zellinneren abgebaut [26]. Der Verlust von Hypophysen-Rezeptoren erreicht bei männlichen Ratten nach 30–60 Minuten nach einer Einzelinjektion ein Maximum, bei Dauerinfusion kann der Rezeptorverlust für Wochen und Monate aufrecht erhalten werden (Abb. 8). Die Erklärung liegt in der Tatsache, daß die Rezeptorinternalisierung wesentlich rascher verläuft als die Neusynthese von Rezeptor-Protein, so daß der durch Buserelinbindung ständig erneuerte Rezeptorverlust während einer Dauerinfusion nicht behoben wird. Während bei der Buserelin-Behandlung die Hemmung der Gonadotropin-Sekretion dadurch hervorgerufen wird, daß die Wirkung des endogenen LHRH an der Hypophyse verringert oder ausgeschaltet wird, läßt sich auch durch Neutralisierung des endogenen LHRH nach Injektion von LHRH-Antisera oder aktiver Immunisierung eine vergleichbare Hemmung der Funktion herbeiführen [3]. Die antigene Wirkung von Buserelin ist sehr gering [9, 39], bei Langzeitbehandlung werden keine neutralisierenden Antikörper gebildet.

Im Gegensatz zur Injektionsbehandlung mit supraphysiologischen Buserelin-Dosen, deren Wirkungen nach Behandlungsende rasch reversibel sind und damit eine Normalisierung der Ovarfunktion ermöglichen, führt die Behandlung mit Implantaten oder Mikrokapsel-Suspensionen zu einer lang anhaltenden Hemmung, die erst nach Ende der Buserelin-Freisetzung nach weitgehen-

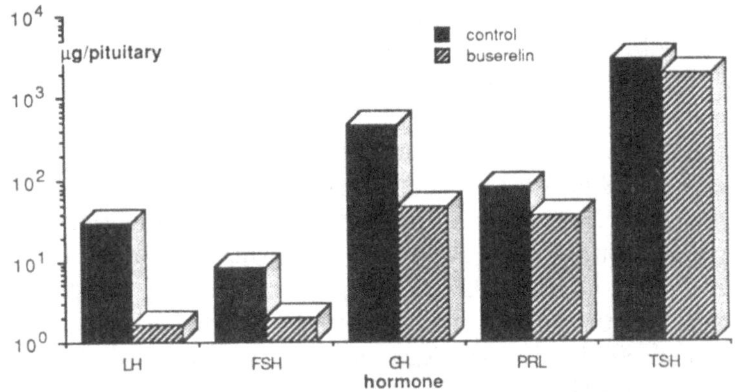

Abb. 8 Wirkung von Buserelin auf LHRH-Rezeptoren und LH-Gehalt der Hypophyse während des Östrogenentzugs (vergleiche Abb. 6). Die Behandlung mit der Kombination eines Gestagens und Buserelin (CPA/Buserelin) und die Behandlung mit Buserelin allein führt zu einem erheblichen Rückgang des LH-Gehalts (pituitary LH µg/Hypophyse), die Rezeptorbindungskapazität sinkt rasch ab (LHRH receptors, Bindung von fmol 125-I-Buserelin pro Hypophyse). Die Wirkung der Ovariektomie (OVX) beruht dagegen auf einem direkten Östrogenentzug, infolge der fehlenden Östrogenwirkung steigen der LH-Gehalt und die LHRH-Rezeptoren an (Kastrationsreaktion der Hypophyse).

dem Abbau des Trägermaterials reversibel ist. Diese Behandlungsform ist daher besser für die onkologische Anwendung beim Mammakarzinom geeignet [18, 43], während sie bei der Endometriose und bestehendem Kinderwunsch den Nachteil einer wesentlich längeren Suppressionsdauer mit sich bringt [48]. Bei Ratten wurden vor allem biologisch abbaubare Implantate aus Polylactid/Glycolid (molares Verhältnis 75:25) untersucht. Diese Implantate wirken nach einer Einzeldosis von 3,3 mg pro Tier für 10–12 Wochen, sie erzeugen eine Östrus-Suppression (persistenter Diöstrus) und eine Involution von Uterus und Ovarien. Unter dieser Behandlung mit einer mittleren Freisetzungsrate von 50 µg/24 h s.c. kommt die Follikelreifung vollständig zum Erliegen [43].

Studien bei Affen

Eine niedrigere Dosierung von Buserelin, 5 µg einmal täglich s.c., führt innerhalb kurzer Zeit zu einer Ovulationshemmung unter Verlust der lutealen Progesteron-Sekretion und gleichzeitigem Rückgang der Follikelreifung [7], während die Sekretion anderer Hormonsysteme nicht beeinflußt wird [8]. Die antiovulatorische Wirkung kommt durch eine Einschränkung der pulsatilen

LH-Sekretion zustande, durch die der präovulatorische LH-Anstieg verhindert wird. Wird Buserelin als Kontrazeptivum angewendet in einer Dosis von 300 µg pro Tag per Nasalspray [13, 16], so geschieht dies zweckmäßiger Weise in Behandlungszyklen von je 1 Woche, bei denen von Tag 1 – 21 der Buserelin-Nasalspray gegeben wird (300 µg einmal täglich), mit zusätzlicher Gabe eines Progestagens ab der Zyklusmitte [13]. Solche Behandlungsformen wurden erfolgreich untersucht, die Follikelreifung wird bei dieser niedrigen Dosierung während des behandlungsfreien Intervalls wiederhergestellt, so daß es unter der Progesterongabe zu einer zyklisch ausgelösten Blutung kommt [21]. Diese Form der Peptidkontrazeption eignet sich vor allem für eine Gruppe von Frauen, bei denen ein Risiko der Anwendung von östrogenhaltigen Steroid-Kontrazeptiva vorliegt [16].

Der Endometriose-Behandlung besser vergleichbar ist die Hemmung der Follikelreifung beim Affen durch eine Dauerinfusion aus osmotischen Minipumpen s.c. mit Buserelin 50 µg/24 h [1, 10]. Hier kommt es nach einer anfänglichen Stimulierung zu einer dauerhaften Blockierung der Follikelreifung [10]. Der initiale Anstieg der Östrogen-Sekretion ist gering bei Behandlungsbeginn während der Lutealphase, er wird größer falls die Behandlung während der Follikelphase erfolgt. Auch bei Affen wurde eine Behandlung mit Buserelin-Implantaten durchgeführt, wobei in einer Studie durch eine Dosis von Buserelin 2,6 mg pro Tier s.c. in einer Matrix aus Polylactid/Glycolid 75:25 [49] die Östrogensekretion bei vier Affen für einen recht langen Zeitraum supprimiert wurde, die Ovulation trat erst nach etwa 110 – 180 Tagen wieder auf. Dies zeigt den Nachteil einer hochdosierten Behandlung, bei der mit einem längeren Zeitraum bis zum Wiedereintreten der Follikelreifung gerechnet werden muß [11].

Präklinische Sicherheitsuntersuchungen

Ein wesentlicher klinischer Vorteil von Buserelin liegt in seiner sehr spezifischen Wirkung auf die Gonadotropine und Sexualsteroide, während andere Hormonsysteme und Körperfunktionen nicht beeinträchtigt werden. Die Nebenwirkungen beim Menschen entsprechen vor allem dem Östrogenentzug, mit seinen subjektiv wahrgenommenen Folgen der Hitzewallungen und Stimmungsveränderungen (wie sie auch bei Eintritt der natürlichen Menopause beobachtet werden) und in den objektiven Folgen auf die Knochendichte (vorübergehende Demineralisierung), deren Ausmaß individuell verschieden ist und von der Dosis sowie Behandlungsdauer abhängt [35]. Als symptomatische Maßnahme bei der Demineralisierung ist die Calcitonin-Substitution zu erwägen [30], sowie die Abschwächung der Hitzewallungen durch Clonidin oder Gestagene. Beim

Menschen zeigen selbst hohe Dosen von 1,5–2 mg Buserelin pro Tag s. c. über 7–10 Tage keine schwerwiegenden Nebenwirkungen, außer den durch Hormonentzug auftretenden Hitzewallungen, die auch bei Patienten mit Prostatakarzinom beobachtet werden durch Entzug des Testosterons. In toxikologischen Verträglichkeitsstudien an Ratten und Hunden (6 Monate Buserelin-Injektion bis zu 125 µg/kg einmal täglich s. c.) wurden anhand der klinisch-chemischen Parameter und der histologischen Untersuchung nach Autopsie keine toxischen Wirkungen beobachtet. Es fanden sich die hormonabhängigen Veränderungen in Uterus, Ovarien, Hoden, Prostata und anderen sexualsteroidabhängigen Organen. In einer 30monatigen Karzinogenitätsstudie an Ratten (Behandlungsperiode 24 Monate mit einer täglichen Dosis von 0,2–1,8 µg/kg einmal täglich s. c., gefolgt von einer behandlungsfreien Erholungsphase von 6 Monaten) fanden sich keine behandlungsbedingten Veränderungen der Histopathologie, außer den üblichen hormonabhängigen Veränderungen [6]. Der Uterus Buserelin-behandelter Tiere war dosisabhängig verkleinert, entsprechend einer Hemmung der Östrogensekretion und Erschöpfung der Reserve an Follikeln durch die bei der Ratte in verstärktem Maße ausgelöste Ovulation. Bei männlichen Ratten zeigte sich als eine Folge der Langzeitbehandlung eine Hemmung der Spermatogenese, sowie bei niedriger Dosis eine für diese Tierart spezifische Leydigzell-Hyperplasie [37].

Bei Untersuchungen an Mäusen zeigte sich in einer Langzeitstudie mit einer Dosis von 0,2–20 mg/kg einmal täglich s. c., daß der Dosisbedarf der Maus für eine vollständige Suppression der Östrogensekretion mit Involution von Uterus und Ovarien besonders hoch liegt, entsprechend einer rascheren Metabolisierung von Buserelin [41]. Bei der niedrigen Dosis (0,2 mg/kg einmal täglich s. c.) blieb die Östrogenstimulierung erhalten und führte zu einem erhöhten Auftreten von Mammatumoren. Bei der hohen Dosis, die dem Einsatz von Buserelin bei der Behandlung des prämenopausalen Mammakarzinoms vergleichbar ist, fand sich gegenüber den unbehandelten Kontrolltieren kein Unterschied in der Häufigkeit von Mammatumoren. Besonders wichtig im Hinblick auf die klinische Anwendung erscheint das Fehlen der Wirkung auf Fetus und Embryo. Buserelin zeigt bei Ratten und Kaninchen keine teratogene oder embryotoxische Wirkung [25]. Es gibt für die LHRH-Agonisten keine Indikation in der Schwangerschaft, da die mütterliche Hypophyse durch zirkulierende Östrogene blockiert ist. Wird in eine bestehende Frühschwangerschaft hinein behandelt, wie dies unter klinischen Bedingungen geschehen kann, so ist das Risiko für die fetale Entwicklung sehr gering. LHRH-Agonisten stimulieren die plazentare hCG-Sekretion [44], es besteht keine Gefahr der Plazentainsuffizienz oder frühabortiven Wirkung. Die embryonale Hypophyse differenziert sich unter Einfluß lokaler Gewebefaktoren [34]. Ebenso erfolgt die Sexualdifferenzierung unter dem Einfluß ovarieller und testikulärer Faktoren, die unabhängig sind von der Hypophysenentwicklung. Buserelin nimmt auf diese Vorgänge keinen Einfluß. Das Geschlechterverhältnis der Filialgeneration trächtiger Ratten ist nach Buserelinbehandlung unverändert [25]. Bei der Anwendung von Buserelin in der Sterilitätsbehandlung und in vitro Fertilisation wurden keine Probleme hinsichtlich einer Beeinflussung der Fetalentwicklung beobachtet.

Mit einer Beeinflussung der Organfunktion beim Embryo (Embryotoxizität) ist nach tierexperimentellen Untersuchungen nicht zu rechnen, da das pharmakologische Wirkungsspektrum von Buserelin sehr spezifisch ist und außer der Gonadotropin-Sekretion und den zugeordneten Sexualsteroiden in den ausgedehnten Verträglichkeits-Untersuchungen keine Beeinflussung anderer Organfunktionen nachgewiesen wurde. Bei der onkologischen Behandlung mit Buserelin werden bei der Einleitung einer Blockierung der Sexualsteroide sehr hohe Dosen verwendet (3 × 500 µg/Tag s. c.). Die hierbei beobachteten Nebenwirkungen sind auf den Testosteronentzug zurückzuführen. Es zeigte sich keine Beeinflussung des Stoffwechsels der Leber- und Nierenfunktion, der Kreislauffunktionen oder der Nebennierensteroide. Der Einsatz von LHRH-Agonisten wie Buserelin bei der in vitro Fertilisation zeigt nach der bisherigen Erfahrung keine Beeinflussung der Embryonalentwicklung oder fetalen Organfunktionen.

Hinsichtlich der Anwendung von Buserelin während der Stillperiode wurden Untersuchungen durchgeführt mit dem Ziel, eine post partum Kontrazeption zu ermöglichen, bei der durch den Buserelin-Nasalspray das Intervall bis zur nächsten Konzeption verlängert wird (birth spacing). Bei der Behandlung stillender Mütter mit 600 µg Buserelin-Nasalspray zeigte sich in der Muttermilch eine geringe oder nicht nachweisbare Buserelinausscheidung, die einer maximalen Aufnahme von 1–2 µg Buserelin (p. o.) mit der täglichen Menge an Muttermilch entspricht. Da Buserelin im Gastrointestinaltrakt durch Chymotrypsin rasch inaktiviert wird, ist beim Säugling deshalb nicht mit einer Beeinflussung der Gonadotropin-Sekretion zu rechnen. Bei den untersuchten Säuglingen wurde keine Veränderung der urinären Gonadotropine nachgewiesen [5]. Beim Erwachsenen ist eine Dosis von 5 mg Buserelin (p. o.) unwirksam, die bei der Endometriosebehandlung mit dem Buserelin/Suprecur-Nasalspray verwendete Tagesdosis von 900 µg entspricht der s. c. Injektion von 30 µg Buserelin, so daß eine biologische Wirkung der bei Anwendung dieser Dosis vom Kind mit der Muttermilch aufgenommene Menge mit Sicherheit ausgeschlossen werden kann [5]. Unter praktischen Bedingungen wird allerdings die Behandlung einer Endometriose selten innerhalb so kurzer Zeit nach der Geburt erforderlich werden, daß ihr Beginn noch mit der Stillperiode zusammenfällt.

Pharmakokinetische Untersuchungen

Für die Behandlung mit dem Buserelin-Nasalspray (Suprecur®) wurde eine Überwachung der klinisch-therapeutischen Studien durch pharmakokinetische Methoden vorgenommen. Buserelin läßt sich durch spezifischen Radioimmunoassay im Serum und im Urin nachweisen [39, 41]. Diese Methoden ermöglichen es, beim Menschen die Wirkstoff-Konzentrationen nach Injektionsbehandlung und nach Gabe des Buserelin-Nasalspray (Suprecur®) zu bestimmen und eine Beziehung herzustellen zwischen Wirkstoff-Konzentration und Suppression der Sexualsteroide. Es zeigt sich, daß bei niedriger Buserelin-Dosis die Bestimmung der Ausscheidung von immuno-reaktivem Buserelin im Urin vorzuziehen ist, da im Urin beim Menschen etwa 30% der vom Körper aufgenommenen Dosis ausgeschieden wird [41] und die im Urin gemessenen Konzentrationen wesentlich höher als die Serum-Buserelin Konzentrationen sind [17, 41].

Buserelin ist gegen Enzymabbau resistent und wird bei Organverteilungsstudien für mehrere Stunden in der Hypophyse von Ratten angereichert. Aus dem Hypophysengewebe läßt sich intaktes Buserelin und ein inaktiver Metabolit, das Buserelin(2-9)Octapeptid, extrahieren. Der Abbau erfolgt vor allem in der Leber, durch Enzyme wie Pyroglutamylpeptidase und neutrale Endopeptidasen sowie Chymotrypsin-artige Enzyme. Als Hauptmetabolit entsteht hier das Buserelin(5-9)Pentapeptid, dieser Metabolit wird auch in die Galle ausgeschieden [41]. Die entstehenden Metabolite bei Maus, Ratte, Hund, Affe und Mensch sind gleichartig. Hinsichtlich der Geschwindigkeit der Metabolisierung finden sich zwischen einzelnen Tierarten wesentliche Unterschiede. Die Maus baut Buserelin sehr rasch ab, es wird kaum intaktes Buserelin im Urin gefunden. Bei Primaten und beim Menschen erfolgt der Abbau mit etwa gleicher Geschwindigkeit; es wird etwa 54 – 55% intaktes Buserelin im Urin ausgeschieden. Beim Hund wird Buserelin langsam abgebaut, der Anteil von intaktem Buserelin im Urin beträgt etwa 70%. Dies ist mit einer besonders langen Wirksamkeit von Buserelin beim Hund verbunden [40]. Das immunoreaktive Buserelin im Serum behandelter Patienten besteht zu mehr als 90% aus intaktem Buserelin [17, 41]. Die Ausscheidung von Buserelin in der Muttermilch ist sehr gering. Im Magen-Darm-Trakt wird Buserelin bei oraler Gabe durch Chymotrypsin inaktiviert, so daß erst extrem hohe Dosen von mehr als 10 mg (p. o.) eine geringe LH-Freisetzung hervorrufen.

Bei Injektion oder nasaler Applikation von Buserelin wird aus der wässrigen Lösung der Wirkstoff rasch aufgenommen, die LH-Freisetzung nach i. v. Injektion von 1,25 – 20 µg Buserelin hält mehr als 8 Stunden an [37]. Die Buserelin-Injektion ist in ihrer Wirkungsdauer einer mehrstündigen Infusion von LHRH vergleichbar. Nach hochdosierter Injektion (500 µg i. v. bei Endometriose-Patientinnen) findet sich eine rasche Verteilung, gefolgt von einer Eli-

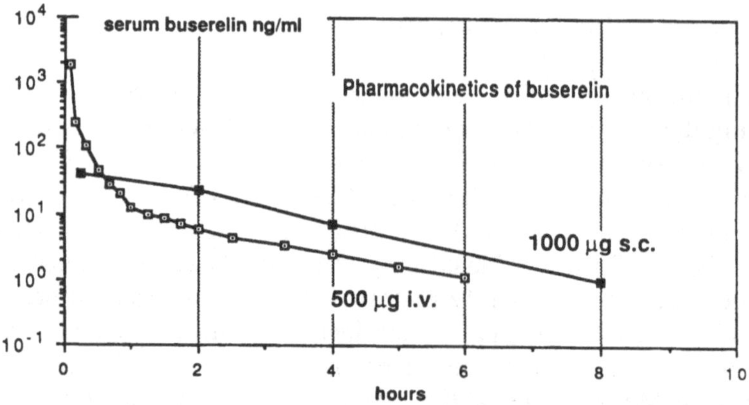

Abb. 9 Serumkonzentration von Buserelin bei Endometriose-Patientinnen nach Injektion von 500 µg i.v. oder 1000 µg s.c. Bei der i.v. Injektion treten höhere Anfangskonzentrationen auf, bei der s.c. Injektion wird jedoch Buserelin ebenfalls rasch von der Injektionsstelle her resorbiert. In beiden Fällen beträgt die Halbwertszeit der Serum-Elimination etwa 80 min.

minationsphase mit einer Halbwertszeit von etwa 80 Minuten [17]. Der gleiche Verlauf der Serumkonzentration findet sich nach s.c. Injektion von 1000 µg Buserelin (Abb. 9) bei Endometriosepatientinnen [41]. Nach 9–10 Stunden werden Serum-Konzentrationen von etwa 0,12 ng/ml erreicht. Solche Serum-Konzentrationen sind zu einer Suppression der Östrogen-Sekretion ausreichend, sie entsprechen einer Dauerinfusion (s.c.) von 40–50 µg Buserelin/24 h. Nach s.c. Injektion findet sich die gleiche Halbwertszeit der Elimination wie nach i.v. Injektion [41]. Die Absorption ist dosisabhängig, sie läßt sich am besten einschätzen anhand der Buserelinausscheidung im Urin (µg/24 h) oder der auf die tägliche Kreatinin-Ausscheidung korrigierten Buserelin-Ausscheidung (µg Buserelin/g Kreatinin). Der Buserelin/Kreatinin-Quotient im Urin ist der Serum-Konzentration proportional (Abb. 10). Die Verteilung von Buserelin im Organismus erfolgt rasch, bei Ratten wird nach der i.v. Injektion in der Hypophyse eine 20–40fache Anreicherung eine Stunde nach Behandlung gefunden. Eine vorübergehende Anreicherung findet sich auch in Leber und Niere, entsprechend dem Metabolismus und der Ausscheidung von Buserelin-Metaboliten. Bei Ratten erfolgt der Abbau in der Leber rasch, eine Stunde nach Behandlung läßt sich kein intaktes Buserelin mehr aus dem Gewebe extrahieren [36, 41]. Die Ausscheidung über die Niere (etwa 30% der Dosis) erfolgt zur Hälfte als intaktes Buserelin, zur anderen Hälfte als Gemisch von biologisch unwirksamen Metaboliten. Diese Metabolite können durch Hochdrucksflüssigkeitschromatographie/spezifischen Buserelin-Radioimmunoassay identifiziert werden [41]. Die bei Männern mit Prostatakarzinom gefundenen

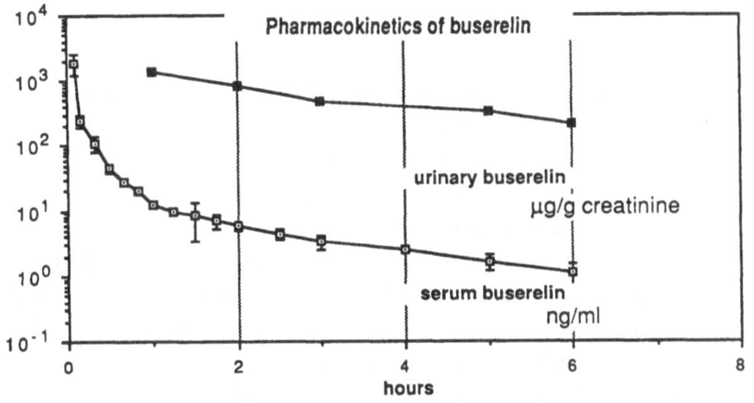

Abb. 10 Die Buserelinkonzentration im Urin (Ausscheidung von etwa 50% intakter Substanz beim Menschen) liegt höher als die im Serum gefundenen Konzentrationen. Es ist deshalb zweckmäßig, zur Therapiekontrolle als nicht-invasive Methode die Ausscheidung im Urin zu messen. Dieses Verfahren wurde bei der Bestimmung der nasalen Resorption von Buserelin angewandt (vergleiche Abb. 11).

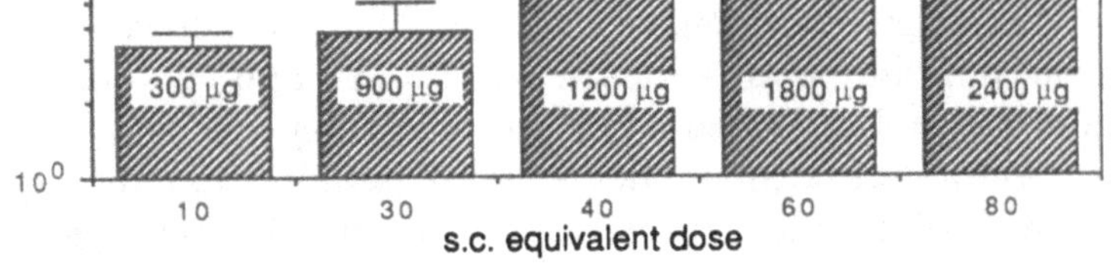

Abb. 11 Resorption des Buserelin-Nasalspray (Suprecur®) bei Endometriose-Patientinnen über einen Dosisbereich von 300 µg – 2400 µg pro Tag. Als Maß der Resorption wurde die Ausscheidung von Buserelin im 24 h-Urin bestimmt. Die Resorption beträgt im Mittel 3.3%, sie wird infolge der raschen Resorption nicht durch akute Rhinitis oder die Anwendung schleimhaut-abschwellender Substanzen verändert. Der Verlauf der Serumkonzentration von Buserelin nach nasaler Applikation entspricht dem Verlauf nach s. c. Injektion. Die der Nasalspray-Dosis jeweils entsprechende s. c. Dosis ist in der Abbildung unter den Säulen als s. c. equivalent dose angegeben.

und die bei Endometriose-Behandlung auftretenden Metabolite sind ähnlich [40, 41].

Die nasale Applikationsform stellt wegen ihrer guten Steuerbarkeit und leichten Anwendung einen wesentlichen Fortschritt in der Therapie mit Peptiden dar [28, 29, 42]. Nach Behandlung mit dem Buserelin-Nasalspray (Suprecur®) ist eine dosisabhängige Ausscheidung von Buserelin im Urin nachweisbar (Abb. 11), die mehr als 8 Stunden anhält. Dies entspricht dem therapeutisch gewählten Dosierungsintervall bei Nasalspray-Behandlung. Für eine Berechnung der von der Nasalschleimhaut aufgenommenen Dosis ist es zweckmäßig, die Dosen zu ermitteln, bei denen nach Injektionsbehandlung oder nasaler Applikation eine vergleichbare biologische Wirkung (LH-Freisetzung) auftritt. Bei der Ratte ergibt dieser Vergleich eine Absorptionsrate von 5%, beim Menschen findet sich ebenfalls eine Absorption von 3–5%. Das Maximum der Absorption findet sich innerhalb von zwei Stunden nach Behandlung [39].

Zusammenfassung

Buserelin wird bei der Behandlung der Endometriose eingesetzt zur vorübergehenden Stillegung von Follikelreifung und Östrogen-Sekretion, um eine Rückbildung der hormonabhängigen Endometriose-Läsionen herbeizuführen. Die pharmakologische Wirkung von Buserelin besteht bei Beginn der Behandlung aus einer verstärkten und verlängerten Gonadotropin-Freisetzung, infolge der hohen Rezeptorbindung und der pharmakokinetischen Unterschiede zum endogenen Hormon LHRH (Gonadorelin) tritt nach einigen Tagen eine Desensitisierung der FSH/LH-Freisetzung ein. Bei Ratten ist zu diesem Zeitpunkt ein Rückgang der Rezeptorbindungskapazität in der Hypophyse und des Gonadotropin-Gehalts im Gewebe nachgewiesen. Beim Menschen wird Buserelin aus dem Serum mit einer Halbwertszeit von 60–80 min eliminiert (nach i.v. oder s.c. Injektion hoher Dosen). Die Ausscheidung von immunoreaktivem Buserelin im Urin ist proportional der Serum-Konzentration, die Bestimmung im Urin kann deshalb als nicht-invasive Methode zur Bestimmung der Bioverfügbarkeit verwendet werden. Die biologische Wirkung wird vor allem über den Abbau von Buserelin durch Pyroglutamylpeptidase reguliert (dieses Enzym findet sich in der Leber und im Hypophysengewebe) sowie durch chymotrypsinartige Endopeptidasen. Die entstehenden Buserelin-Metabolite sind biologisch unwirksam und haben stark abgeschwächte Rezeptoraffinität, sie werden in der Galle und im Urin ausgeschieden. Die Abbaugeschwindigkeit entspricht der biologischen Wirksamkeit bei den untersuchten Tierarten (Maus, Ratte, Hund, Affe und Mensch). Bei Ratten und Affen kann durch Buserelin-Injektionen und durch die Dauerinfusion eine reversible Hemmung der Follikelreifung erreicht werden, infolge der Ovulationshemmung unterbleibt die Bildung von Gelbkörpern und deren Progesteron-Sekretion. Für eine Behandlung der Endometriose zeigten die präklinischen Studien, daß bei niedrig dosierter Injektion ein Dosierungsintervall von 8 Stunden zweckmäßig ist, um eine zuverlässige Rezeptor-Senkung zu erreichen. Dieses Intervall wurde daher auch bei der Behandlung mit dem Buserelin-Nasalspray gewählt, um die Suppression aufrechtzuerhalten. Der Vorteil der niedrig dosierten Suppression liegt in einer raschen Reversibilität mit frühzeitiger Wiederherstellung der Follikelreifung nach Behandlungsende. Dies ist bei einer Endometriose-Behandlung und bestehendem Kinderwunsch von wesentlicher Bedeutung. Für die Behandlung einer schweren Endometriose ohne unmittelbaren Kinderwunsch ist auch die Injektion von biodegradierbaren Buserelin-Implantaten geeignet, es muß aber mit einer relativ langen Suppressionsdauer gerechnet werden (3–6 Monate nach einer Einzeldosis). Aus Studien an Affen [10, 11] ergibt sich auch für diese hochdosierte Behandlungsform eine vollständige Reversibilität der Suppression. Wesentliche Vorteile der Buserelin-Behandlung sind nach pharmakologisch-toxikologischen Ergebnissen die Spezifität der Wirkung (selektive Gonadotropin-Hemmung) ohne Beeinflussung anderer Hypophysen-Hormone oder weiterer Hormonsysteme. Die Sekretion der Nebennierensteroide wird unter der Behandlung nicht verändert, die Gonadotropin-Hemmung ist nicht mit einer androgenen Partialwirkung verbunden. Pharmakokinetische Untersuchungen der Buserelin-Konzentrationen in Serum und Urin zeigen bei Behandlung mit dem Nasalspray (Suprecur®) eine zuverlässige dosisabhängige Absorption. Diese für die Patientin vorteilhafte Behandlungsform entspricht den klinischen Wünschen nach einer spezifischen, gut verträglichen reversiblen Ausschaltung der Östrogen-Sekretion zur Unterstützung andere Therapie-Maßnahmen.

Literatur

[1] Akhtar, B. F., G. R. Marshall, E. J. Wickings et al.: Reversible induction of azoospermia in rhesus monkeys by constant infusion of a gonadotropin-releasing hormone agonist using osmotic minipumps. J. Clin. Endocrinol. Metab. *56* (1983) 534–540.

[2] Badger, T. M., J. S. Loughlin, P. G. Naddaff: The luteinizing hormone-releasing hormone (LHRH)-desensitized rat pituitary: luteinizing hormone responsiveness to LHRH in vitro. Endocrinology *112* (1983) 793.

[3] Clayton, R. N., K. J. Catt: Gonadotropin-releasing hormone receptors: characterization, physiological regulation, and relationship to reproductive function. Endocrine Reviews *2* (1981) 186–209.

[4] Conn, P. M., A. J. W. Hsueh, W. F. Crowley: Gonadotropin-releasing hormone: molecular and cell biology, physiology and clinical applications. Federation Proc. *43* (1984) 2351–2361.

[5] Dewart, P. J., A. S. McNeilly, S. K. Smith et al.: LRH agonist buserelin as a postpartum contraceptive: lack of biological activity of buserelin in breast milk. Acta Endocrinol. (Cph.) *114* (1987) 185–192.

[6] Donaubauer, H. H., M. Kramer, H. Krieg et al.: Investigations of the carcinogenicity of the LH-RH analogue buserelin (HOE 766) in rats using the subcutaneous route of administration. Fundamental and Applied Toxicology *9* (1987) 738–752.

[7] Fraser, H. M., N. C. Laird, D. M. Blakeley: Decreased pituitary responsiveness and inhibition of the luteinizing hormone surge and ovulation in the stumptailed monkey (Macaca arctoides) by chronic treatment with an agonist of luteinizing hormone-releasing hormone. Endocrinology *106* (1980) 452.

[8] Fraser, H. M.: Effect of treatment for one year with a luteinizing hormone-releasing hormone agonist on ovarian, thyroidal and adrenal function and menstruation in the stumptailed monkey (macaca arctoides). Endocrinology *112* (1983) 245–253.

[9] Fraser, H. M., J. Sandow, B. Krauss: Antibody production against an agonist analogue of luteinizing hormone-releasing hormone: evaluation of immunochemical and physiological consequences. Acta Endocrinol. (Cph.) *103* (1983) 151–157.

[10] Fraser, H. M., J. Sandow: Suppression of follicular maturation by infusion of a luteinizing hormone releasing hormone agonist starting during the late luteal phase in the stumptailed macaque monkey. J. Clin. Endocr. Metab. *60* (1985) 579–584.

[11] Fraser, H. M., J. Sandow, H. Seidel et al.: An implant of a gonadotropin releasing hormone agonist (buserelin) which suppresses ovarian function in the macaque for 3–5 months. Acta Endocrinol. (Cph.) *115* (1987) 521–527.

[12] Friedman, A. J., R. L. Barbieri, B. R. Benacerra et al.: Treatment of leiomyomata with intranasal or subcutaneous leuprolide, a gonadotropin-releasing hormone agonist. Fertility Sterility *48* (1987) 560–564.

[13] Geisthövel, F., D. Jenne, P. Wieacker et al.: Cyclic administration of an LHRH analogue and of progesterone in risk patients to oral contraceptives. Contraception *36* (1987) 459–469.

[14] Hardt, W. O.: Die LHRH-Agonisten in der klinischen Anwendung. Dt. Ärztebl. *85* (1988) 987–988.

[15] Hardt, W. O., V. Borgmann, J. Sandow: Gonadotropin-Releasing Hormon: LH-RH-Physiologie und Substitutionstherapie. Dt. Ärztebl. *84* (1987) 2777–2786.

[16] Hardt, W. O., V. Borgmann, J. Sandow: Gonadotropin-Releasing-Hormon: Die LH-RH-Agonisten in der klinischen Anwendung. Dt. Ärztebl. *84* (1987) 2777–2786.

[17] Kiesel, L., J. Sandow, K. Bertges et al.: Serum concentration and urinary excretion of the LHRH agonist buserelin in patients with endometriosis. J. Clin. Endocrinol. Metab. (1989, im Druck).

[18] Klijn, J. G. M., F. H. deJong, S. W. J. Lamberts et al.: LHRH agonist treatment in clinical and experimental human breast cancer. J. Steroid Biochem. *23* (1985) 867–873.

[19] Knobil, E.: The neuroendocrine control of the menstrual cycle. Rec. Progr. Horm. Res. *36* (1980) 53.

[20] Lanzone, A., A. M. Fulghesu, M. A. Spina et al.: Successful induction of ovulation and conception with combined gonadotropin-releasing hormone agonist plus highly

purified follicle-stimulating hormone in patients with polycystic ovarian disease. J. Clin. Endocr. Metab. *65* (1987) 1253–1258.

[21] Lemay, A., N. Faure: Interference in follicular maturation following acute intranasal LHRH agonist administration during mid and late luteal phase. Int. J. Fertil. *33* (1988) 60–67.

[22] Lemay, A., N. Faure: Intermittent LHRH agonist sequentially combined with a progestogen as antiovulatory contraception. In: B. H. Vickery, J. J. Nestor, jr. (eds): LHRH and Its Analogs, Contraceptive and Therapeutic Applications, Part 2, pp. 411–425. MTP Press Ltd., Lancaster 1987.

[23] Lemay, A., J. Sandow, M. Bureau et al.: Prevention of follicular maturation in endometriosis by s. c. infusion of luteinizing hormone-releasing hormone (LHRH) agonist started in the luteal phase. Fertility Sterility *49* (1988) 410–417.

[24] Loumaye, E., K. J. Catt: Homologous regulation of GnRH receptors in cultured pituitary cells. Science *215* (1982) 983–985.

[25] Mayer, D. G.: Teratologie de la Busereline. In: Fertilité, Sterilité, Contraception (1988, im Druck).

[26] Pelletier, G., D. Dube, J. Guy et al.: Binding and internalization of a luteinizing hormone-releasing hormone agonist by rat gonadotrophic cells. An autoradiographic study. Endocrinology *111* (1982) 1068–1076.

[27] Perl, V., G. Leal, J. Marquez et al.: Treatment of leiomyoma uteri with D-Trp-6 luteinizing hormone-releasing hormone. Fertility Sterility *48* (1987) 383–389.

[28] Petri, W., R. Seidel, J. Sandow: A pharmaceutical approach to long-term therapy with peptides. In: F. Labrie, A. Belanger, A. Dupont (eds): LHRH and its analogues, pp. 63–76. Elsevier Science Publishers B. V., Amsterdam 1984.

[29] Petri, W., R. Schmiedel, J. Sandow: Development of a metered dose nebulizer for intranasal peptide administration. In: Y. W. Chien (ed.): Transnasal Systemic Medications, pp. 161–181. Elsevier Science Publishers B. V., Amsterdam 1985.

[30] Reginster, J. Y., D. Denis, A. Albert et al.: One year controlled randomized trial of prevention of early postmenopausal bone loss by intranasal calcitonin. Lancet *II* (1987) 1481–1483.

[31] Shadmi, A. L., B. Lunenfeld, C. Bahari et al.: Abolishment of the positive feedback mechanism: a criterion for temporary medical hypophysectomy by LHRH agonists. Gynecol. Endocrinol. *1* (1987) 1–11.

[32] Sandow, J.: Gonadotropic and antigonadotropic actions of LHRH analogues. In: E. E. Müller, R. M. MacLeod (eds): Neuroendocrine Perspectives, Vol. I., pp. 339–395. Elsevier Biomedical Press, Amsterdam 1982.

[33] Sandow, J.: Therapeutic use of LHRH analogues in reproductive disorders. In: J. D. Paulson, A. Negro-Vilar, E. Lucena et al. (eds): Andrology: Infertility and Sterility, pp. 15–37. Academic Press, New Jersey 1986.

[34] Sandow, J.: Hypothalamic control of reproductive function: ontogenetic aspects. In: M. M. Cohen (ed.): Monographs in Neural Sciences, Vol. 12, pp. 79–89. S. Karger, Basel 1986.

[35] Sandow, J.: Therapy of endometriosis and leiomyoma uteri with LHRH agonists. In: Gynecological Endocrinology, pp. 611–617. Proc. First Internat. Congr. Gynecol. Endocrinology, Madonna di Campiglio, Parthenon Press, Carnforth, Lancaster 1986.

[36] Sandow, J.: Pharmacology of LHRH agonists. In: B. J. A. Furr, A. E. Wakeling (eds): Pharmacology and Clinical Uses of Inhibitors of Hormone Secretion and Action, pp. 365–384. Baillière Tindall, London 1987.

[37] Sandow, J., K. Engelbart, W. v. Rechenberg: The different mechanisms for suppression of pituitary and testicular function. Medical Biol. *63* (1985) 192–200.

[38] Sandow, J., H. M. Fraser, F. Geisthövel: Pharmacology and experimental basis of therapy with LHRH agonists in women: In: R. Rolland, D. R. Chadha, W. N. P. Willemsen (eds): Gonadotropin Down-Regulation in Gynecological Practice, Progress in Clinical and Biological Research, Vol. 225, pp. 1–27. Allan Liss, Inc., New York 1986.

[39] Sandow, J., G. Jerabek-Sandow, B. Krauss et al.: Pharmacokinetic and antigenicity studies with LHRH analogues. In: B. Runnebaum, T. Rabe, L. Kiesel (eds): Future Aspects in Contraception, Part 2, Female Contraception, pp. 129–147. MTP Press Ltd., Boston 1985.

[40] Sandow, J., H. R. Seidel, B. Krauss et al.: Pharmacokinetics of LHRH agonists in different delivery systems. In: J. G. M. Klijn, R. Paridaens, J. A. Foekens (eds): Hormonal Manipulation of Cancer: Peptides, Growth Factors and New (Anti)Steroidal Agents, pp. 203–212. Raven Press, New York 1987.

[41] Sandow, J., H. M. Fraser, H. Seidel et al.: Buserelin pharmacokinetics, metabolism and mechanisms of action. Brit. J. Clin. Pract. *41* (Suppl. 48) (1987) 6–13.

[42] Sandow, J., A. W. Herling, R. Schmiedel et al.: Routes of peptide drug delivery. In: D. D. Breimer, G. Speiser (eds): Topics in Pharmaceutical Sciences, pp. 339–352. Elsevier Science Publ. B. V., Netherlands 1987.

[43] Sandow, J., H. M. Fraser, K. Engelbart et al.: Preclinical studies on suppression of follicular maturation and oestrogen secretion in rats and monkeys. In: K. Hoeffken (ed.): LHRH Agonists in Oncology, pp. 10–19. Springer Verlag, F. R. Germany 1988.

[44] Siler-Khodr, T. M.: Placental LHRH-like activity. In: B. H. Vickery, J. J. Nestor jr. (eds): LHRH and Its Analogues, Contraceptive and Therapeutic Applications, Part 2, pp. 161–175. MTP Press Ltd., Lancaster 1987.

[45] Telimaa, S., J. Puolakka, A. Kauppila: Placebo-controlled comparison of danazol and high-dose medroxyprogesterone acetate in the treatment of endometriosis. Gynecol. Endocrinol. *1* (1987) 13–23.

[46] Walker, K. J., R. I. Nicholson, A. Turkes et al.: Clinical application of LH-RH agonists in hormone-dependent breast cancer. In: A. Timothy (ed.): The place of endocrine therapy in breast disease, pp. 45–50. Royal Society of Medicine Services Ltd. 1987.

[47] Waxman, J. H., J. Sandow, A. Man et al.: The first clinical use of depot buserelin for advanced prostatic carcinoma. Cancer Chemother. Pharmacol. *18* (1986) 174–175.

[48] West, C., D. T. Baird: Suppression of ovarian activity by Zoladex depot (ICI 118630), a long-acting LHRH agonist analogue. Clin. Endocrinol. (Oxford) *26* (1987) 213–220.

[49] Wise, D. L., T. D. Fellmann, J. E. Sanderson et al.: Lactic/glycolic acid polymers. In: G. Gregoriadis (ed.): Drug Carriers in Biology and Medicine, pp. 237–270. Academic Press, London 1979.

Diagnostik der Endometriose

L. Mettler, K. Semm

Nach Philipp und Huber [3] ist die Endometriose eine Erkrankung, bei der Uterusschleimhaut außerhalb des cavum uteri angetroffen wird. Sie wird vor Eintritt in die Geschlechtsreife nicht beobachtet und bildet sich nach der Menopause meist zurück. Das außerhalb der normalen und naturbedingten Grenzen vorgefundene ektope Endometrium stimmt mit den normalen, aus charakteristischen Drüsen und Stroma bestehenden Corpusschleimhautanteilen histologisch weitgehend überein. Das ektope Endometrium hat die besondere Fähigkeit des gutartigen Tiefenwachstums. Dabei hat vor allem das Stroma eine einzigartige, sogenannte histo-zytologische wegbereitende Funktion [1].

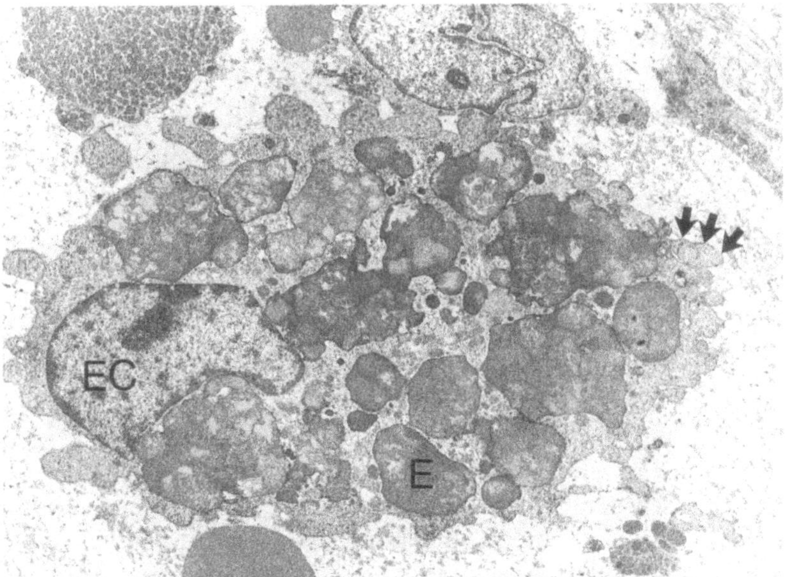

Abb. 1 Elektronen-mikroskopische Darstellung eines Peritonealmakrophagen bei Endometriose. Man beachte den starken Aktivitätszustand der Zelle, der an villösen Cytoplasma-Ausläufern (Pfeile) massiver Erythrophagozytose (E) und starker Verbreiterung des Euchromatins (Ec) zu erkennen ist. Araldid Einbettung Uranylacetat Kontrastierung (17.000fach)

Endometriose – neue Therapiemöglichkeiten durch Buserelin

Der Nachweis von erhöhten Makrophagenzahlen in Peritonealexsudaten weist auf das Vorliegen einer Endometriose hin. Diagnostisch wertvoll ist der Nachweis von Erythrozytose (Abb. 1) oder Siderophagen. Obwohl es viele Hinweise auf die Bedeutung der Makrophagen in der Pathogenese der Endometriose gibt (Makrophagen-Hypothese) und ein solcher Mechanismus nach dem heutigen Stand der Kenntnisse gut vorstellbar ist, darf nicht unbeachtet bleiben, daß stichhaltige Beweise für die Gültigkeit dieser Arbeitshypothese noch nicht erbracht worden sind. Erst der Nachweis des fms-kodierten Makrophagen-Wachstumsrezeptor von der Oberfläche der Endometriose-Epithelien würde diese Hypothese beweisen.

In unserem Kieler Krankengut fanden wir bei 14.074 Pelviskopien in 28% der Fälle Endometriose. Wurde die Pelviskopie wegen Sterilität durchgeführt, betrug der Prozentsatz 51% [2]. Makroskopisch (z. B. bei der Pelviskopie) erscheinen die Endometrioseherde als blaurote oder bräunliche, stecknadelkopfgroße bis kirschgroße Knoten. Besonders prämenstruell sind diese Knoten stark druckschmerzhaft. Häufig finden sich anamnestisch Anhaltspunkte (fraktionierte Abrasio, gynäkologische Operationen, Pertubation). Hinter einer therapieresistenten chronischen Adnexitis verbirgt sich gelegentlich eine Ovarendometriose (Schokoladen-Teerzysten).

Hier stellt sich die Frage: Welche Möglichkeiten hat man, eine Endometriose als eine Krankheit mit typischer Verlaufsform zu diagnostizieren?

1. Schmerzen als Symptome

Dysmenorrhoen, schmerzhafte Regelblutungen, sind das führende Symptom der Endometriose. Sie treten sowohl bei uteriner als auch bei extrauteriner Lokalisation auf.

Weitere Schmerzsymptome sind Dyspareunien und chronische Unterleibsschmerzen. Bei 280 Patientinnen mit Endometriose fanden sich bei 65% der Patientinnen Schmerzen als Symptom und bei 35% keine Beschwerden (Tabelle 1). Prämenstruell anschwellender Unterleibsschmerz, der manchmal eng lokalisiert ist, und schmerzhafte Menstruationsblutungen (Dysmenorrhoe) sowie postmenstruell abschwellende Schmerzen sind typische Beschwerden. Sie sind bedingt durch zyklisches Anschwellen des heterotopen Endometriums, durch prämenstruelles lokales Ödem und kleine Blutungen. Bei Endometriosis genitalis interna werden häufig verstärkte und verlängerte Regelblutungen angegeben, da die Kontraktilität der Uterusmuskulatur eingeschränkt ist. Meist treten die Beschwerden zwischen dem 35. und 45. Lebensjahr auf.

Allzu leicht werden organisch, d. h. somatisch bedingte chronische Unterbauchschmerzen ganz allgemein dem prämenstruellen Syndrom oder einer „Pelvipathie“ zugeordnet.

Tabelle 1 Symptome der Endometriose

Symptome	n	%
1. Dysmenorrhoe*	102	
2. Dyspareunie*	15	
3. chron. Unterbauchbeschwerden*	65	
Σ	182	65
keine Symptome	98	35
Σ	280	100

* führendes Symptom bei gemischten Schmerzen

Differentialdiagnostisch ist bei den Kreuzschmerzen der Frau festzustellen, daß der orthopädische Kreuzschmerz meist gut lokalisierbare Schmerzpunkte besitzt, während der gynäkologische Kreuzschmerz schwer lokalisierbar, diffus ist und keine Schmerzpunkte nachweisbar sind. Da 10–20% aller Kreuzschmerzen bei der Frau gynäkologisch bedingt sind, darf der Endometriose hier – im geschlechtsreifen Alter(!) – zumal im gynäkologischen Krankengut mit einer allgemeinen Endometriosefrequenz von etwa 5% gerechnet werden muß – eine vorrangige Ursächlichkeit zugesprochen werden.

2. Palpation

Der klassische bimanuelle Palpationsbefund ist bei 60% der Endometriose-Patientinnen negativ. Neben der rektalen Untersuchung (Abb. 2), ist es vor

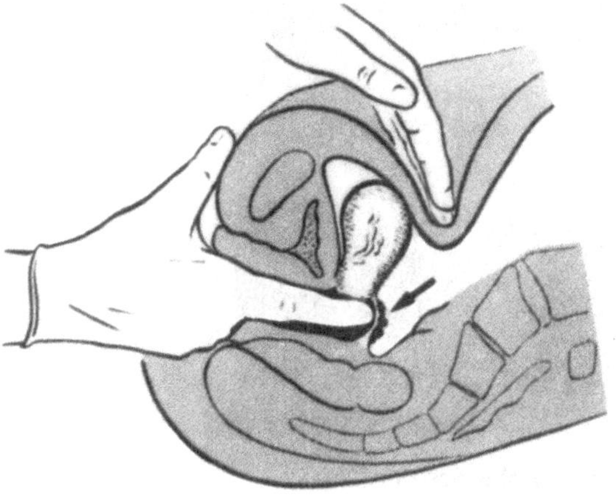

Abb. 2 Rektale Untersuchung

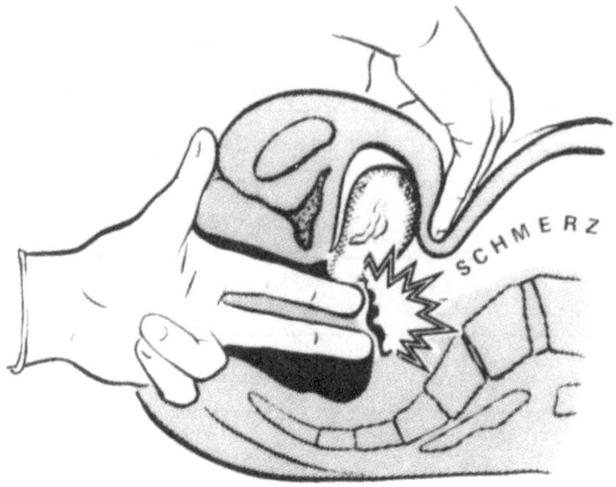

Abb. 3 Rektovaginale Untersuchung und Endometriose im Bereich der Sacrouterin-ligamente

allem die rektovaginale Untersuchung, die uns leicht Endometrioseknötchen erkennen läßt (Abb. 3).

3. Spekulumeinstellung, Kolposkopie und Biopsie

Die Betrachtung der Portio sowie der vorderen und hinteren Vaginalwand und des Fornix vaginae erlaubt das eindeutige Erkennen von Endometrioseherden auf der Portio. Die Endokoagulation bei 100° – 120 °C [5] ergibt eine dunkelbraun bis schwärzlich werdende Verfärbung (Thermo-Colortest) (Abb. 4). Kol-

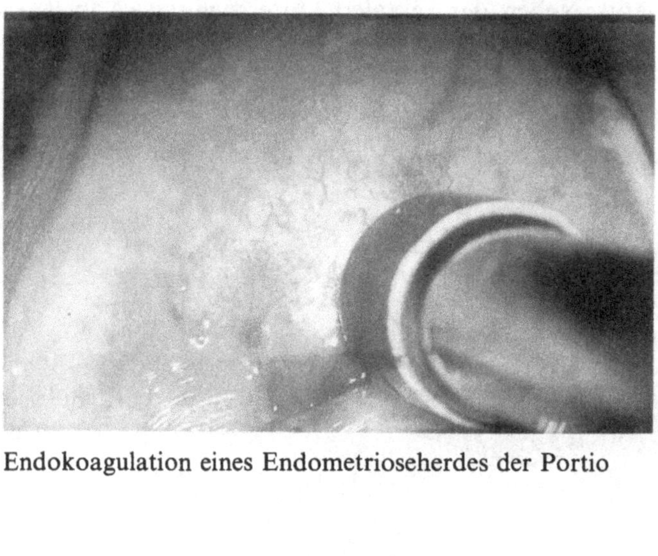

Abb. 4 Endokoagulation eines Endometrioseherdes der Portio

poskopisch erscheinen die für die Endometriose typischen blauroten Knoten deutlich abgegrenzt gegen eine alte Umwandlungszone, einem Ektropium oder einer Lazeration. Selbst dem unbewaffneten Auge erscheinen diese Veränderungen als sich vorwölbende blaurote Knoten, die leicht biopsiert werden können.

4. Ultraschall-Diagnostik

Hier ist speziell die Vaginosonographie als gutes Erkennungsmittel von Endometriosezysten der Ovarien mit genauer Strukturanalyse und Vermessung anzuführen (Abb. 5), wobei natürlich eine exakte Differentialdiagnose der notwendigen histologischen Abklärung überlassen bleibt.

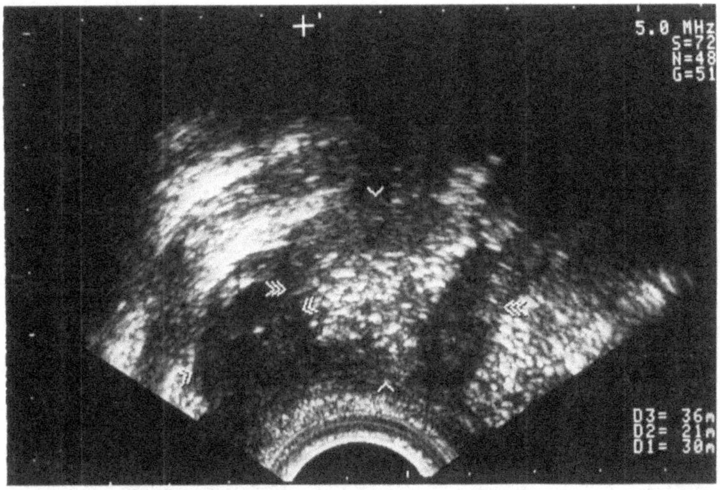

Abb. 5 Vaginosonographisches Bild einer Endometriosezyste des linken Ovars

5. Pelviskopie

Ein Hinweis für eine alte Endometriose sind der Blutsee im Douglas (Abb. 6) sowie die Braunverfärbung der Peritonealendometriose durch den Thermo-Colortest, wobei mit 100° – 120 °C mit dem Endokoagulator nach Semm koaguliert wird.

Selbst bei Pelviskopien beobachtete ausgedehnte Befunde, wie der Nachweis von 30 – 50 ml Menstrualblut im Douglas'schen Raum, sind häufig ohne charakteristische Schmerzsymptome. Sie erzeugen nur jahrelang unklare Unter-

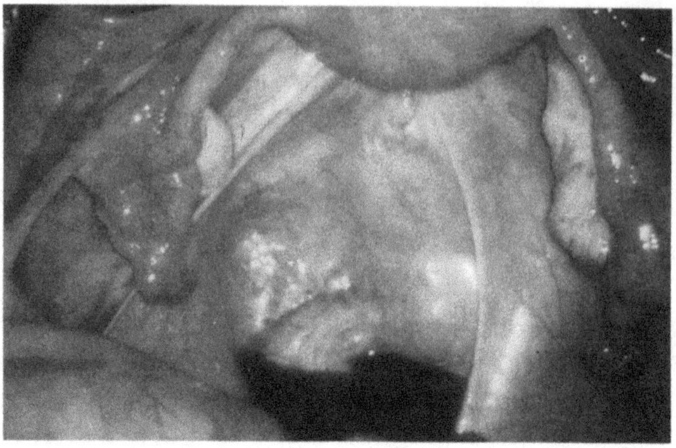

Abb. 6 Blutsee im Douglas als Zeichen einer Endometriosis genitalis externa

bauchschmerzen, wie dies für die Resorption einer Menge von 30 – 50 ml Menstrualblut aus dem Douglas'schen Raum ohne weiteres verständlich ist.

Pelviskopisch läßt sich die Verteilung der Endometrioselokalisation und gleichzeitig ihre Stadieneinteilung feststellen:

1. Auf dem Peritoneum (Abb. 7)
2. Im Bereich der Sacrouterinligamente (Abb. 8)
3. Auf dem Ovar (Abb. 9)
4. Im Ovar (Abb. 10), Excision einer Endometriosezyste
5. Im Uterus, Adenomyosis uteri (Abb. 11)
6. In den Tuben (Abb. 12)
7. Auf dem Blasendach und den Därmen (Abb. 13).

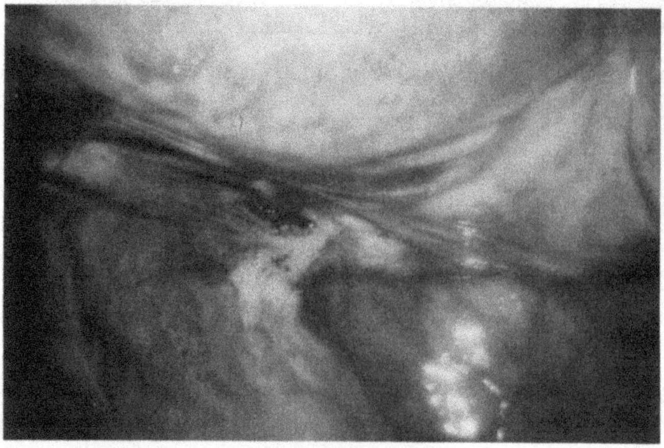

Abb. 7 Endometrioseherde: Auf dem Peritoneum

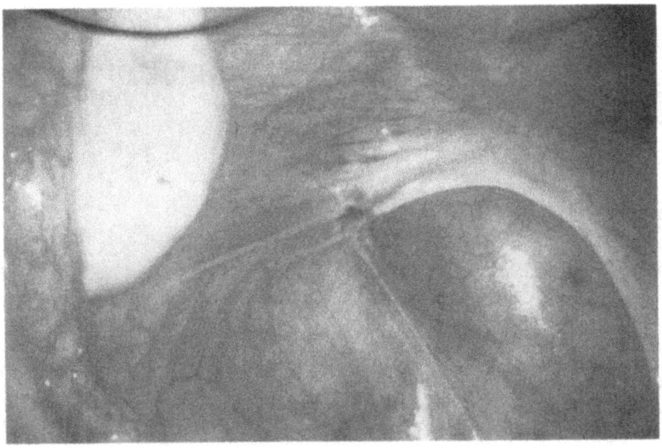

Abb. 8 Endometrioseherde: Im Bereich der Sacrouterinligamente

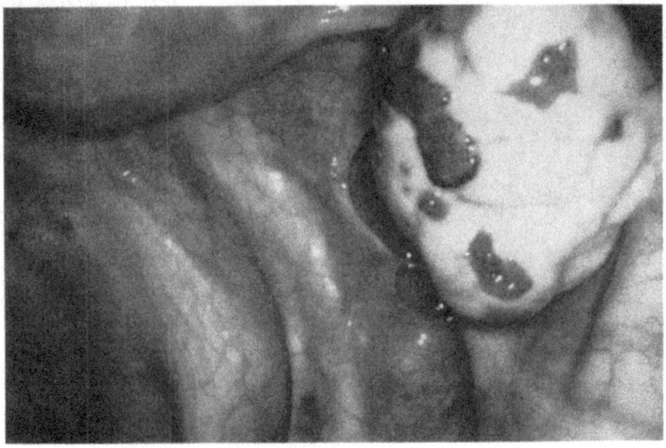

Abb. 9 Endometrioseherde: Auf dem Ovar

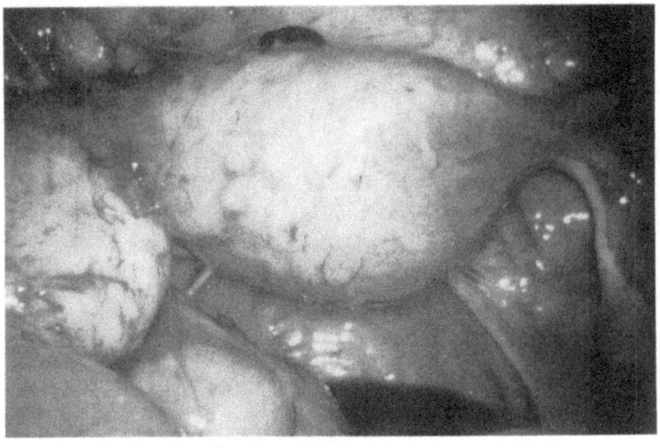

Abb. 10 Endometrioseherde: Im Ovar

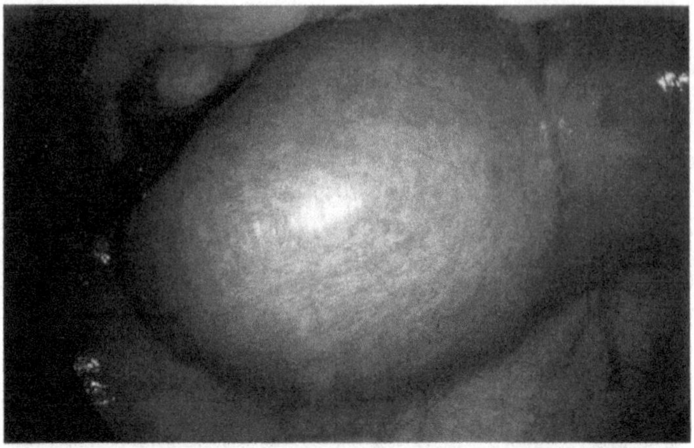

Abb. 11 Endometrioseherde: Im Uterus – Adenomyosis uteri

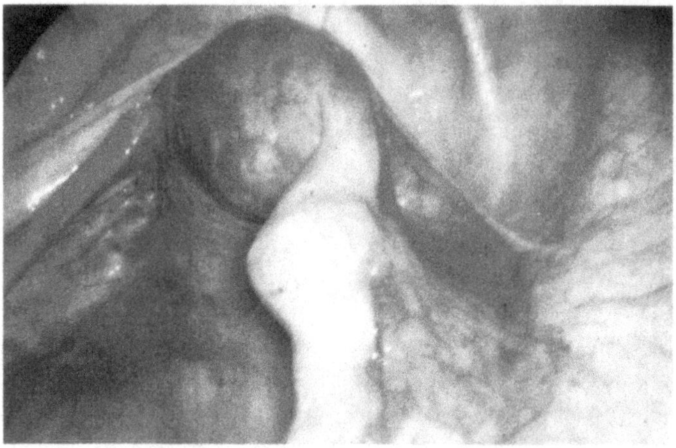

Abb. 12 Endometrioseherde: In den Tuben – Endosalpingitis nodosa

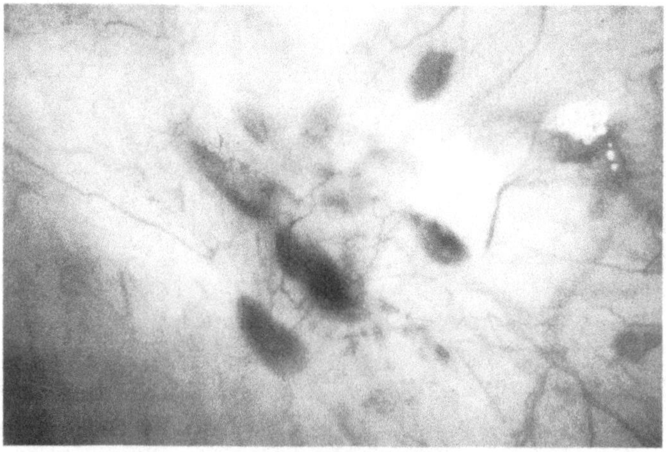

Abb. 13 Endometrioseherde: Auf dem Blasendach und den Därmen

6. Histologie

Die Endometriose hat eine distinkte Morphologie, die die Diagnose erleichtert. Makroskopisch ist der sanguinolente Inhalt unterschiedlich großer Zysten ein charakteristisches Merkmal, das bei eröffnetem Abdomen diagnostisch richtungsgebend ist. Histologisch ist das komplette Bild nur selten homogen entwickelt. In charakteristischen Fällen sieht man ein schmales, mäßig proliferiertes Endometrium mit einzelnen Schleimhautdrüsen, aber auch reichlich Stroma. Ausgeprägte Sekretionsmerkmale fehlen fast regelmäßig [4], obwohl einzelne Bezirke sekretorisch umgewandelt sein können.

Die Abbildung 14 zeigt einen Endometrioseherd in der Mesosalpinx in einer immunalkalischen Phosphatase-Färbung des Paraffinschnittes unter Anwendung eines monoklonalen Antikörpers gegen Epithelien. Diese sind selektiv dargestellt.

Die bindegewebige Umgebung enthält typische endometriale Stromazellen, einige hämosiderinbeladene Makrophagen und reichlich mononukleäre Zellen. Besonders in frischen Läsionen kommen eosinophile Granulozyten vor. Dies kann als eine Reaktion im Sinne einer immunologischen Entzündung gedeutet werden.

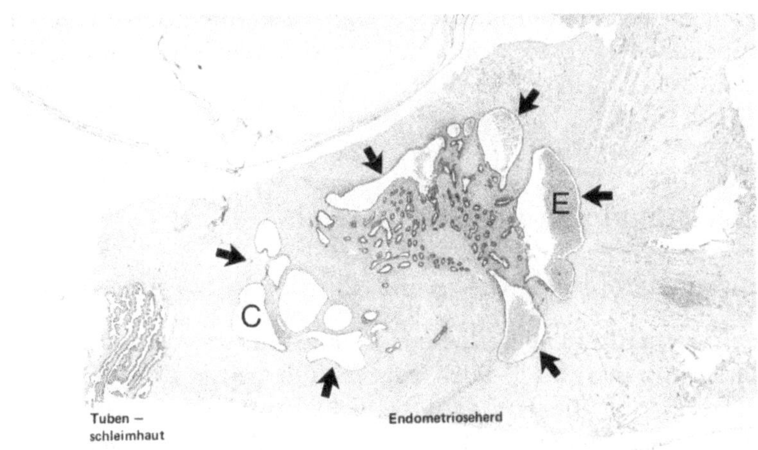

Abb. 14 Immunhistochemische Darstellung eines Endometrioseherdes (E) in der Tuben-Mesosalpinx. Links normale Tubenschleimhaut. In den Endometriose-Cysten (C) reichlich Erythrozyten (E). Überall sind Epithelien rot dargestellt. 5 μ-Paraffin-Schnitte; immunalkalische Phosphatase-Reaktion mit einem monoklonalen Antikörper gegen humane Epithelzellen. Hämalum-Kern-Gegenfärbung (19fach)

7. Erfolg der symptomatischen Behandlung

Der Erfolg einer endokrinen Behandlung mit dem Verschwinden von Dysmenorrhoen ist diagnostisch richtungsgebend.

8. Klassifizierung

Die Stadieneinteilung erfolgt nach der Endoscopic Endometriosis Classification (EEC), die nach Semm die Endometriosis genitalis externa/interna in drei Stufen unterteilt und als Stadium IV die extragenitale Endometriose differenziert. Bei Anwendung des AFS-Scores gelingt eine differenziertere und exaktere Auswertung der Lokalisation der Endometriose, deren Bedeutung vor allem in wissenschaftlichen Untersuchungen liegt. Dabei wurde eine Punkteskala in folgender Korrelation entwickelt:

1– 5	=	AFS I	entspricht EEC I
6–15	=	AFS II	entspricht EEC II
16–40	=	AFS III	entspricht EEC III
40	=	AFS IV	

Wegen der relativen Kompliziertheit eignet sich die AFS-Klassifizierung nicht für die Routinediagnostik, sondern dient differenzierten klinisch-wissenschaftlichen Fragestellungen.

9. Differentialdiagnostischer Bereich

9.1. Endometrioide Herde im Bereich der Vulva und des Perineum

Endometrioseherde in diesem Bereich sind äußerst selten; streng genommen gehören sie topographisch auch zur Endometriosis extragenitalis, da die ektodermale Bildung dieses Genitalbereiches entwicklungsgeschichtlich nur indirekt mit dem Urogenitaltrakt, d. h. dem Müller'schen Organ in Verbindung steht. Die artefizielle Entstehung der Vulva-Endometriose ist dadurch belegt, daß im Bereich von Episiotomienarben öfters Endometriose zu finden ist.

Symptome

1. Schmerzen
2. Blutung (zyklische)

Diagnose

1. Anamnese
2. Palpation
3. Kolposkopie
4. Histologie

Differentialdiagnose

1. Mechanisch bedingte Artefakte
2. luetischer Affekt
3. Melanom

9.2. Scheiden-Endometriose

Die Scheiden-Endometriose im vorderen Scheidendrittel ist sehr selten. Im hinteren Scheidendrittel ist sie mehr der Endometriosis retrocervicalis, fornicis vaginale und rectocervicalis zuzuordnen.

Symptome

1. Schmerzen
2. Dyspareunie
3. postkoitale Blutungen
4. Defäkationsbeschwerden
5. Darmbluten
6. „Metrorrhagien“
7. Kohabitationsbeschwerden

Diagnose

1. Anamnese
2. Palpation (rektovaginal!)
3. Spiegeluntersuchung
4. Kolposkopie
5. Pelviskopie
6. Zytologie
7. Rektoskopie
8. Histologie

Differentialdiagnose

1. Scheiden-Karzinom
2. Rektum-Karzinom (perforierend)
3. Traumatische Epithelzysten
4. Gartner'sche Gangzysten

9.3. Portio-Endometriose

(incl. Endometriosis portionis vaginalis, Endometriosis rectocervicalis, *Zervix-Endometriose*)

a) Endometriosis excavationis rectouterinae (Endometriosis cavi douglasi)
b) Endometriosis fornicis vaginae
c) Endometriosis rectocervicalis

Das Erkennen der oben angesprochenen Lokalisation endometrioider Herde bietet sich dem Kliniker sowohl *visuell* durch eine sorgfältige Spiegeluntersuchung (notfalls mit dem Kolposkop) als auch durch den *Palpationsbefund.*

Spiegeluntersuchung

Da Endometrioseherde auf der Portio vaginalis sehr vulnerabel sind, führen sie meist zu postkoitalen Blutungen. Bei diagnostischem Irrtum wird daraus die Indikation zur fraktionierten Abrasio gestellt. Diese stellt natürlich keine Therapie dar, was dann im Rahmen eines sich auslösenden Circulus vitiosus – auch eine hormonelle „Blutungstherapie" spricht auf Endometriosis portionis vaginalis nicht an – letztendlich bis zur Totalexstirpation der Gebärmutter Anlaß geben mag.

Eine rasche und sichere Therapie endometrioider Herde an der Portio vaginalis bietet die Technik der Endokoagulation (Koagulator nach Semm; Hersteller: Wisap GmbH). Für die Therapie größerer retrozervikaler Herde bietet sich heute der kombinierte Einsatz von vaginaler Spaltung der Endometrioseknoten mit nachfolgender Endokoagulation derselben unter simultaner optischer, d. h. pelviskopischer Kontrolle an.

Jedenfalls sollte heute die Indikationsstellung für eine Abrasio stets die genaue Inspektion der Portio vaginalis und des Receptaculum seminis in Verbindung mit einer rektovaginalen Untersuchung vorangehen.

Palpation

Die meist vernachlässigte und wichtigste diagnostische Möglichkeit, oben genannte Lokalisationen endometrioider Herde zu palpieren, ist die sorgfältige Austastung des Receptaculum seminis, d. h. das Anspannen des hinteren Scheidengewölbes. Dies geschieht sowohl von rein vaginal, als besonders wertvoll von rektovaginal her. Gesunde Uterusligamente lassen sich dabei in einem großen Toleranzbereich ohne Schmerzäußerung der Patientin strecken, dislozieren und dehnen. Befinden sich jedoch Endometrioseherde in diesem Bereich, so äußert die Patientin sofort Schmerzen, die man dann aber nicht einer Pelveopathia spastica oder vegetativa zuordnen sollte!

Merke: Das schmerzhafte (und auch knotige – siehe Douglas-Endometriose) hintere Scheidengewölbe und rektovaginale Gewebe gibt fast immer einen sicheren Hinweis auf Endometriose.

Symptome der Portio-(Cervix)-Endometriose

1. Schmerzen (z. B. chronische Kreuzschmerzen!)
2. Dyspareunie
3. „Metrorrhagien"
4. Defäkationsbeschwerden
5. Blutungen aus dem Rektum
6. Postkoitale Blutungen

Diagnose der Portio-Endometriose u. a.

1. Anamnese
2. Inspektion mittels
   a) Vaginal-Sekulum
   b) Kolposkop (pos. Thermo-Color-Test)
3. Vaginale und rektovaginale Palpation
4. Zytologie
5. Rektoskopie
6. Pelviskopie (pos. Thermo-Color-Test)
7. Histologie

Differentialdiagnose der Portio-Endometriose u. a.

1. Zervix-Karzinom
2. Scheiden-Karzinom
3. Rektum-Karzinom
4. Erythroplakien anderer Genese
5. Gartner'sche Gangzysten
6. Traumatische Epithelzysten
7. Parametropathia spastica (Algopareunie)

9.4. Endometriosis genitalis interna, d. h. Uterus- und Tuben-Endometriose

Diese Endometrioseart steht an zweiter Stelle. Es ist deshalb diesem umschriebenen Symptomkomplex hier ein besonders breiter Raum zu geben.

Das Einwachsen des Endometrium in das Myometrium nennen wir Adenomyosis. Kommt Endometrium auch direkt an Myomen vor, so sprechen wir von einem Adenomyom. Für die Diagnose ist es von Bedeutung zu wissen, daß man pathologisch-anatomisch oft ein fingerförmiges Vorwachsen der Basalis in das Myometrium der Uteruswand und Tubenwand findet. Bei umschriebenen und/oder auch ausgedehnten Prozessen ist das Myometrium meist hyperplastisch (Endomyohyperplasia uteri), was oft zur Fehldiagnose Uterus myomatosus führt. Unter dem Einfluß der Ovarialhormone zeigen die Herde zwar Wachstum und Regression, aber nur selten Desquamation und Blutung. In 50% der Fälle ist die Endometriosis interna mit Myomen vergesellschaftet.

Neben den Symptomen der Hyper- und Dysmenorrhoe finden wir auch bei stärkerer Vergrößerung des Uterus Druckbeschwerden etc.

Zusätzlich ist noch die sogenannte Stroma-Endometriose oder Stromatose im Corpus uteri bekannt, die differentialdiagnostisch weniger dem Kliniker als dem Histologen bei der Abgrenzung gegen das echte Schleimhautstroma-Sarkom Schwierigkeiten bereitet.

Bei der Endometriose des interstitiellen Tubenabschnittes ist die seit langem – ursprünglich wegen der Annahme eines entzündlichen Faktors falsch benannte – Salpingitis isthmica nodosa bekannt. Dabei sind die Tubenecken des Uterus infolge des in die Tubenwand hineingewucherten Endometrium bei gleichzeitiger Hyperplasie des angrenzenden Myometrium knotig aufgetrieben. Die Tubenlichtungen werden dabei funktionell eingeengt und stellen sich oftmals sowohl für die Eileiterdurchblasung mit Kohlensäuregas als auch für die Hysterosalpingographie als verschlossen dar, während bei der aszendierenden Chromosalpingoskopie sich die Uterusoberfläche infiltrierend blau verfärbt. Eine daraufhin durchgeführte Sterilitätsoperation mit Resektion des entsprechenden Tubenabschnittes bzw. Neuimplantation der Tuben erbringt dann den verblüffenden histologischen Befund: Normallumige Eileiter! Dringt die Blaulösung, d. h. die Chromopertubationslösung nicht tief in den Muskelbereich ein, so führt ein Pertubationsdruck von ca. 200–250 mmHg infolge druckbedingter Ischämie im Tubenwinkelbereich zur typischen Weißverfärbung in diesem sich deutlich vorwölbenden Bereich. Dies ist ein wertvolles differentialdiagnostisches Phänomen. Ist das Tubenende verschlossen, kann bei der Tuben-Endometriose eine Hämatosalpinx ggf. mit Stieldrehung entstehen.

Symptome der Uterus-Endometriose etc.

1. Schmerzen (Druckbeschwerden)
2. Dysmenorrhoen
3. Dyspareunie
4. Verdrängungserscheinungen
5. (Meno-) Metrorrhagien (selten)
6. Kohabitationsbeschwerden

Diagnose der Uterus-Endometriose etc.

1. Anamnese
2. Palpation („Uterus myomatosus")
3. Palpationsdolenz des Uterus (zyklusabhängig)
4. Ultraschall
5. Pelviskopie (Chromosalpingoskopie)
6. Hämatosalpinx
7. Histologie (frakt. Abrasio oder Histologie des exstirpierten Uterus)

Differentialdiagnose der Uterus-Endometriose etc.

1. Corpus-Karzinom
2. chronische Adnexitis
3. chronische Endometritis
4. Adnextumoren
5. Gartner'sche Gangzysten
6. Parametropathia spastica (Algopareunie)

9.5. Douglas-Endometriose

Obgleich die Douglas-Endometriose teilweise schon bei der Portio-Endometriose beschrieben ist – da meist mit der Endometriose im Bereich der Ligg. sacrouterina vergesellschaftet – soll sie hier nochmals besonders abgehandelt werden.

Da das Erscheinungsbild der endometrioiden Herde bei der Douglas-Endometriose von der stecknadelkopfgroßen solitären oder multiplen Aussaat auf dem Peritoneum im kleinen Becken und bis hin zur daumennagelgroßen flächenartig erhabenen, rasenförmigen Form auftritt, ist auch als Spektrum des Beschwerdebildes – völlig unabhängig vom Schweregrad des Befundes bzw. dem Schmerzkomplex – von absolut symptomlos bis hin zu massiven Beschwerden zu beobachten.

Auch bei völliger topographischer Unversehrtheit von Uterus und Tuben, d. h. beim Fehlen einer Endometriosis genitalis interna, ist die Douglas-Endometriose wohl die häufigste Ursache der weiblichen Sterilität.

Douglas-Endometriose und Sterilität

Bei weiblicher Sterilität – in Kiel bei 1364 Sterilitätspatientinnen, die sich einer Pelviskopie aus diagnostischen und therapeutischen Gründen unterzogenwurde in 51% Endometriose gefunden. Wenngleich es auch als merkwürdig zu bezeichnen ist, daß bei der Endometriosis genitalis interna selbst beim Befall der Tuben die Fimbrien der Ampulle stets frei von Endometriose sind und einen besonders „saftigen“ Eindruck machen, so daß ein Tubenfaktor für die Ursache der vorliegenden Sterilität wohl nicht in Frage käme, so sind diese Patientinnen dennoch steril. Ein wesentlicher Grund für die Sterilität ist wohl darin zu suchen, daß sich durch die stetige „Menstruationsblutung“ im Douglas'schen Raum dort so viel zu resorbierendes Material ansammelt, daß sich, infolge zahlreicher Makrophagen zur Resorption des Detritus, ein Milieu befindet, in dem sich die Konjugation der weiblichen und männlichen Gameten nicht vollzieht. Dies ist wohl die einfachste und sinnvollste Erklärung der bei Endometriosis genitalis externa vorliegenden Sterilität. Sicherlich ist dafür nicht nur das Milieu verantwortlich, sondern auch die Tatsache, daß in Anbetracht der ungeheuren Makrophagenzahl die Spermien und evtl. auch die Eizelle diesen zum Opfer fallen, noch bevor die Konjugation vollzogen und die Migration der befruchteten Eizelle in das schützende Tubenmilieu vollzogen ist.

Auch hier ist nochmals hervorzuheben, daß der monate- oder jahrelange Blutsee im Douglas'schen Raum an die Patientin eine große resorptive Aufgabe stellt, die über viele Jahre das Allgemeinbefinden oft wesentlich beeinträchtigt. Solche Frauen fühlen sich „einfach schlecht“ und „stets müde“, was leicht verständlich ist, wenn zugleich infolge des idealen Nährbodens des Detritusgehaltes in der Excavatio rectouterina oftmals subakute Pelveoperitonitiden infolge Durchwanderung von Colibakterien entstehen. Auch fanden wir bei Patientinnen mit nicht entzündlichen Parametern im Douglas'schen Raum in 18% der Fälle Anaerobier. Frustrane Abwehrkräfte des Organismus – denn alle 4 Wochen bildet sich ein neuer Blutsee – fordern sicherlich das Abwehrsystem der Patientin sehr stark, wenn man z. B. den Effekt eines kleinen Zahngranuloms als Ursache für andere Krankheiten in Relation setzt.

Diagnostisch ist nach erhobenem Verdacht auf Douglas-Endometriose an erster Stelle die diagnostische Pelviskopie zu nennen. Diese ist grundsätzlich mit 3 Einstichen durchzuführen, damit auch Herde hinter den Adnexen gut sichtbar gemacht werden können, was nur durch Anheben des Ovars möglich ist. Erkennt man nur einen Blutsee und scheint das gesamte Peritoneum im kleinen Becken frei von Endometriose zu sein – dies ist vornehmlich dann der Fall, wenn die Pelviskopie aus Gründen der Sterilitätsdiagnostik zwischen dem 4. und 9. Zyklustag angesetzt ist, um bei der aszendierenden Chromopertubation der Verschleppungstheorie keinen Vorschub zu leisten, da sich die frisch abgebluteten Herde kaum von schwach rosa gefärbtem gesunden Peritoneum unterscheiden –, dann hilft der Thermo-Color-Test nach Semm zum sicheren Erkennen der Endometrioseherde: Dabei werden verdächtige Stellen mit dem 90–100 °C heißen Punktkoagulator touchiert (Endokoagulator nach Semm; Hersteller: Wisap GmbH). Dabei verfärbt sich das gesunde Peritoneum weiß, während die Endometrioseherde – auch frisch abgeblutet – infolge ihres Hämosideringehaltes eine braun-schwärzliche Farbe annehmen.

Bedenken sollen angemeldet werden bei der bisherigen Interpretation des sogenannten Allen-Masters-Syndrom als traumatisch entstandene Löcher im Bereich des Douglas-Peritoneums. Dieser Situs demonstriert das klassische Bild der Pelveopathia spastica in Form stark verdickter Ligg. sacrouterina. Wie wir seit Jahren in sorgfältiger Beobachtung feststellen konnten, befindet sich aber fast immer in der Tiefe, also am Boden einer solchen Closure peritoneale, wie diese Peritonealdefekte auch genannt werden, ein mehr oder minder ausgedehnter Endometrioseherd. Durch den Thermo-Color-Test lassen sich diese Herde einerseits leicht nachweisen und mit dem Punktkoagulator gleichzeitig therapieren, auch wenn sie sich oftmals in relativ großer Tiefe befinden. Sorgfalt ist bei der Therapie tiefer Endometrioseherde in den Ligg. sacrouterina anzuwenden, ggf. perforiert dabei der Punktkoagulator in die Tiefe der im Ligament liegenden Herde. Damit wird aber auch die alte Theorie der „spastisch bedingten Verdickung“ der Mutterbänder in Frage gestellt!

Symptome der Douglas-Endometriose

1. Schmerzen
2. Dyspareunie
3. Kohabitationsbeschwerden
4. Defäkationsbeschwerden
5. Blutungen aus dem Rektum

Diagnose der Douglas-Endometriose

1. Anamnese
2. Palpation, besonders rektovaginal
3. Rektoskopie
4. Pelviskopie
5. Blutsee im Douglas'schen Raum
6. Thermo-Color-Test (nach Semm)
7. Histologie

Differentialdiagnose der Douglas-Endometriose

1. Ovarial-Karzinom
2. Douglas-Metastasen
3. Rektum-Karzinom
4. chronische Pelveoperitonitis
5. chronische Appendizitis
6. Sigma-Diverticulose
7. Allen-Masters-Syndrom
8. Pelveopathia spastica (Parametropathia spastica Algopareunie)

9.6. Ovarial-Endometriose

Die klinisch bedeutungsvollste Form der Endometriose ist die Endometriosis ovarii. Dabei führen wir implantierte Endometriumfragmente unter zyklischer Beeinflussung durch Ovarialhormone zu mit Blut gefüllten Zysten, die sich langsam aber stetig vergrößern. Durch Eindicken des Blutes entstehen die sogenannten Schokoladen- oder Teerzysten von Haselnuß- bis Kindskopfgröße. Diese Art der Endometriose ist deutlich abzugrenzen von der Oberflächen-Endometriose des Ovars. Solches spricht gegen die Ausbreitungstheorie der Endometriose auf dem Lymphwege, denn wir kennen diese Ausbreitungswege durch die Karzinom-Forschung sehr genau. Es müßten sich dann Endometrioseherde vornehmlich im Hiliusbereich des Ovars finden, der praktisch immer frei von Endometriose ist und nicht auf dessen Oberfläche.

Meist führt diese Oberflächen-Endometriose am Ovar zu Abklatsch-Metastasen im Bereich des Ligamentum latum, was zu breitflächigen Verklebungen der Ovar-Hinterwand mit dem Peritoneum führt.

Selbst bei hühnerei- bis säuglingskopfgroßen Schokoladenzysten trägt die Zystenwand meist nur an wenigen Stellen endometrioides Gewebe, das für die stetige Weiterfüllung der Zyste sorgt. Dies ist auch die Ursache dafür, daß die Zysten durch reine Hormonbehandlung, falls diese endometrioiden Zellinseln für das entsprechende therapeutisch eingesetzte Pharmakon Hormonrezeptoren besitzen, „spontan“ abheilen können. Da aber etwa nur 60% aller endometrioider Herde – auch die im Ovar – Hormonrezeptoren besitzen, kann die rein hormonelle Behandlung von Schokoladenzysten nicht die Methode der Wahl sein, und es ist die der pelviskopischen Ausschälung vorzuziehen.

Die klinische Evidenz der Schokoladenzysten wird dadurch gefördert, daß wiederholt kleine Zystchen die Tunica albuginea durchbrechen und der eingedickte Detritus somit in den Bauchraum gelangt, wo er Adhäsionen mit umliegenden Därmen (Appendix!) und Netzgewebe provoziert. Daraus entstehen wiederum Konglomerattumoren, die auf dem Wege der Durchwanderungsperitonitis pseudo-entzündlichen Charakters sind. Es entstehen so die „chronischen Adnexitiden“, die sich merkwürdigerweise nicht im weißen Blutbild äußern, aber meist mit einer erhöhten Blutkörperchensenkungsgeschwindigkeit vergesellschaftet sind. Die Patientinnen zeigen klinisch dann zykluskonforme prämenstruell verstärkte, später aber dauernd bleibende Schmerzen, die im Laufe der Zeit durch die Beeinträchtigung der Nachbarorgane und der Adhäsions- und Konglomeratbildung zunehmen.

Grundsätzlich ist hier hervorzuheben, daß chronische Unterleibsbeschwerden mit den klinischen Parametern für eine Adnexitis mit erhöhter Blutkörperchensenkung, gelegentlich auch subfebrilen Temperaturen *ohne* entsprechende Leukozytose, meist ursächlich auf eine Endometriosis genitalis externa zurückzuführen sind. Monate- oder jahrelange Mißachtung dieses Kardinalsymptoms führt oft zu langen diagnostischen Irrtümern, Fehlbehandlungen und in zahlreichen Fällen zur irreversiblen Sterilität.

Besondere Beachtung ist den Symptomen der chronischen oder akuten Appendizitis zu schenken, da die Appendix vermicularis oftmals, zumal wenn sie relativ lang ist, ins kleine Becken hängt und durch irreguläre kleine Perforationen des Endometriose-Ovars irritiert und oftmals an das Ovar bzw. das Mesovar und die Salpinx adhärent wird.

Symptome der Ovarial-Endometriose

1. Schmerzen
2. Dyspareunie
3. Kohabitationsbeschwerden
4. Defäkationsbeschwerden
5. zyklische oder azyklische Fieberschübe ohne korrelierende Leukozytose

Diagnose der Ovarial-Endometriose

1. Anamnese
2. Palpation (Adnextumor, knotiger Douglas)
3. fehlende Korrelation zwischen Leukozytenzahl und Blutkörperchensenkungsgeschwindigkeit
4. Ultraschall
5. Pelviskopie
6. Histologie

Differentialdiagnose der Ovarial-Endometriose

1. Ovarial-Karzinom
2. Uterus myomatosus
3. Phantom-Tumor
4. chronische Adnexitis
5. chronische Pelveoperitonitis
6. Appendizitis
7. Pelveopathia spastica (Parametropathia spastica Algopareunie)

9.7. Endometriosis extragenitalis

Im klinischen Bereich der Endometriose-Erkrankungen stellt uns die extragenitale Endometriose mit knapp 5% vor eine große diagnostische Aufgabe.

Im Vordergrund stehen die endometrioiden Herde im Bereich des Darmtraktes. Hier nimmt die Endometriose der Appendix vermiformis eine Sonderstellung ein. Dabei ist hervorzuheben, daß die Diagnose per pelviskopiam einer besonderen Kenntnis bedarf. Solange wir der Appendix pelviskopisch keine spezielle intensive Beobachtung widmeten, entdeckten wir von 1963 – 1977 nur dreimal eine Appendix-Endometriose. Seit wir aber die Appendix pelviskopisch entfernen können, verifizieren wir histologisch in Kiel jährlich 3 – 4 Appendix-Endometriosen und sanieren solche Befunde per pelviskopiam. Das histologische Bild zeigt, daß die Endometriose-Invasion am Darm bis in die Tunica muscularis reicht, was jedwede Therapie solcher Herde durch Einsatz destruktiver Wärme verbietet.

Häufig zu sehen sind auch noch Herde im Bereich des Sigma und der Ampulla recti, während weitere außergenitale Endometrioseherde, wie z. B. in der Ellenbeuge oder in der Lunge, zu ausgesprochenen Raritäten, wie auch solche in der Pleura und Wirbelsäule gehören. Die seinerzeit schon 1933 von Gärtner in seiner Doktorarbeit zusammengestellte Aufstellung von Nabel-Endometriose ist ebenfalls eine Rarität, die jedoch einfach zu diagnostizieren ist.

Da solche Endometriosen nicht in den unmittelbaren Bereich des Gynäkologen gehören und oft einen ungeheuren diffizilen diagnostischen Aufwand zu ihrer Sicherung erfordern, – z. B. wenn eine Peritonealendometriose im linken Oberbauch zu einem schmerzhaften Konglomerattumor zwischen Milz, linker Colonflexur und Netz führt – soll an dieser Stelle darauf nicht weiter eingegangen werden. Es ist grundsätzlich nur nochmals hervorzuheben, daß die Endometriose per pelviskopiam ausschließlich über 2. und 3. Einstich befundet werden kann und ein sorgfältiges Absuchen des gesamten Bauchraumes erfolgen muß. Dabei sollte es zur Gewöhnung werden, daß man in den Pelviskopie-Bericht offiziell einschließt: „Für Endometriose kein Anhalt“. Dann kann man sich auch sicher sein, daß man objektiv nach dieser gesucht und im Zweifelsfall auch den Thermo-Color-Test angewandt hat.

Abschließend mögen noch einige Schrifttafeln das anfangs schon bezeichnete Dilemma der Endometriose-Diagnose aufzeigen. Bei 103 Sterilitäts-Patientinnen, bei denen endoskopisch und histologisch die Endometriosis genitalis gesichert wurde, fanden sich bei retrospektiver Auswertung der Krankenblätter nur in 58% die für Endometriose in Lehrbüchern als klassisch beschriebenen Unterleibsschmerzen (Abb. 15). Bei der bimanuellen Palpation wurden nur in 31% Fällen Befunde erhoben, die den Verdacht auf Endometriose ergaben (Abb. 16). Bei 103 Patientinnen waren 39 primär und 25 sekundär steril (Abb. 17), und es hatten per pelviskopiam nur 54% der Patientinnen zwischen dem 3. und 9. Zyklustag einen Blutsee im Douglas (Abb. 18).

Die pelviskopische Diagnose der endometrioiden Herde ist natürlich gegen Zyklusende visuell am einfachsten. Es besteht aber die Notwendigkeit eines Timing dann, wenn diese Diagnostik gleichzeitig im Zusammenhang mit der Frage nach der Ursache einer Sterilität kombiniert werden muß (Abb. 19).

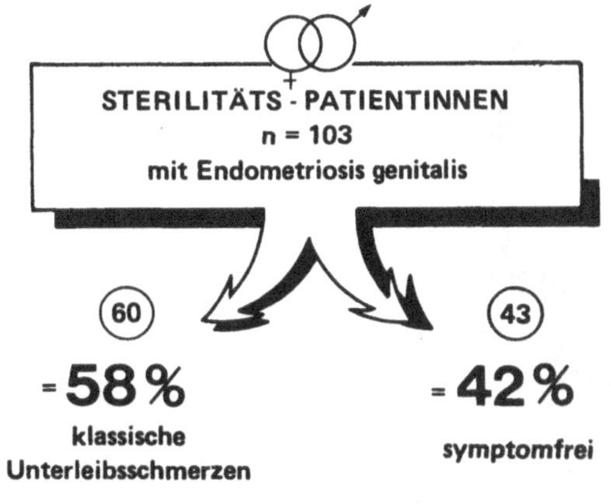

Abb. 15 „Differentialdiagnostisches Dilemma" in bezug auf Symptomfreiheit der Endometriosis genitalis

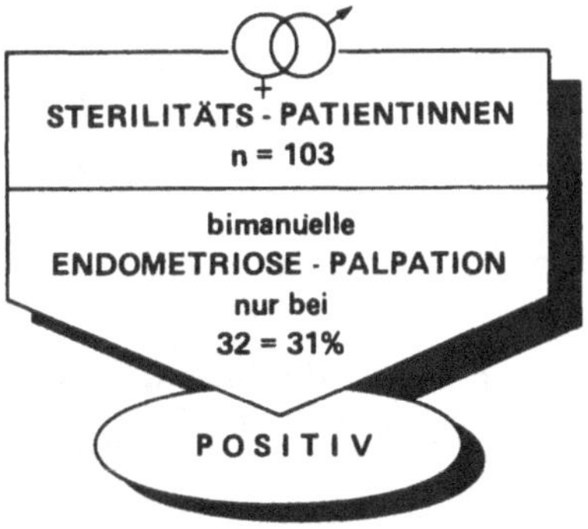

Abb. 16 Differentialdiagnostische Palpations-Auffindungsrate endometrioider Herde im kleinen Becken anläßlich der bimanuellen Palpation nach Schultze-Jena

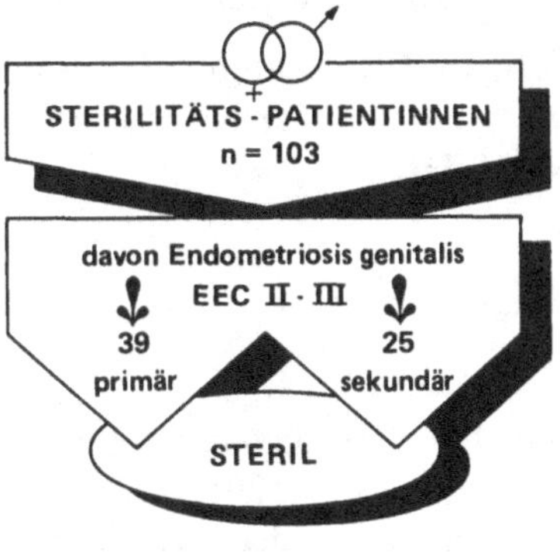

Abb. 17 Differentialdiagnostischer Hinweis auf Vorliegen einer Endometriosis genitalis beim Bestehen einer primären oder sekundären Sterilität

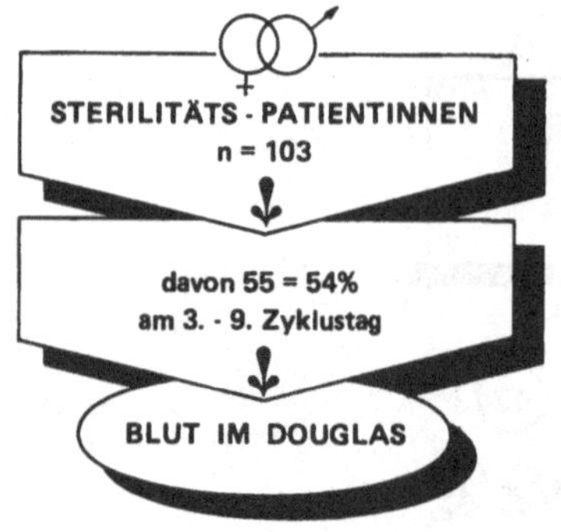

Abb. 18 Blutsee im Douglas, Differentialdiagnose der Ursache: Endometriose im kleinen Becken oder retrograde Menstruation?

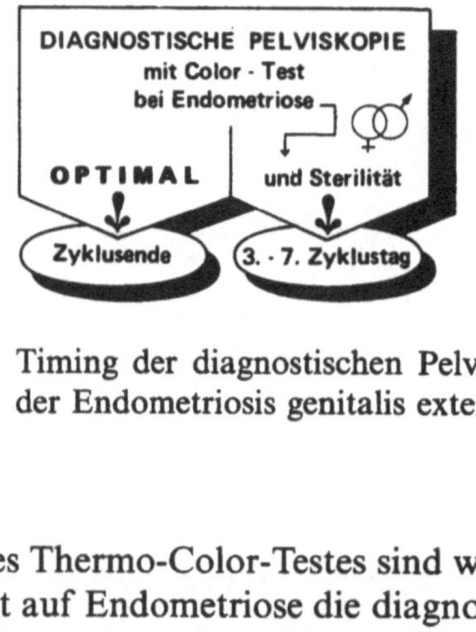

Abb. 19 Timing der diagnostischen Pelviskopie zur Auffindung und Klassifizierung der Endometriosis genitalis externa et interna EEC I – EEC IV

Dank des Thermo-Color-Testes sind wir heute berechtigt, auch bei dringendem Verdacht auf Endometriose die diagnostische Pelviskopie zwischen dem 3. und 7. Tag durchzuführen, also im optisch wenig signifikanten Stadium.

Zusammenfassend darf festgestellt werden, daß die Diagnostik und Therapie des Krankheitsbildes Endometriose heute zu den interessantesten, aber auch dankbarsten Aufgaben des Frauenarztes gehört.

Literatur

[1] Halban, J.: Hysteradenosis metastatica (Die lymphogene Genese der sog. Adenofibromatosis heterotopica). Wien. Klin. Wschr. *37* (1924) 1205 – 1206.

[2] Mettler, L.: Vergleich der medikamentösen Behandlung der Endometriosis genitalis externa mit Gestrinon, Lynestrenol und Danazol im Rahmen der Drei-Stufen-Behandlung. Fertilität *3* (1987) 133 – 139.

[3] Philipp, E., H. Huber: Die Entstehung der Endometriosis – gleichzeitig ein Beitrag zur Pathologie des interstitiellen Tubenabschnittes. Zentralbl. Gynäk. *63* (1939) 7–48.

[4] Schweppe, K.-W.: Morphologie und Klinik der Endometriose. Schattauer, Stuttgart–New York 1984.

[5] Semm, K.: Operationslehre für endoskopische Abdominal-Chirurgie. Schattauer, Stuttgart–New York 1984.

[6] Semm, K.: Differentialdiagnose der Endometriose. Endometriose *2/3* (1985) 21–37.

Endometriose: Therapie mit Buserelin

J. König

Zusammenfassung

Bei 49 Frauen im Alter von 20–40 Jahren wurde Endometriose verschiedener Schweregrade 6 Monate lang mit täglich 900 µg des Gn-RH-Analogons Buserelin behandelt. Bei 28,6% der Frauen bestand Kinderwunsch, 72,4% hatten ihre Familienplanung abgeschlossen. Die klinische Symptomatik und die Beschwerden der Patientinnen wurden zum Teil völlig, zum Teil drastisch reduziert. Schon 2–4 Wochen nach Therapiebeginn wurde eine deutliche Hormonsuppression erreicht; zeitsynchron dazu ging die Blutungsfrequenz zurück.

Nebenwirkungen waren ausnahmslos reversibel. Hitzewallungen hatten 94% der Patientinnen, auch ein Ausdruck der Therapieeffizienz. Die Schwangerschaftsrate beträgt bis zum jetzigen Zeitpunkt 14,3%, bezogen auf die 28,6% der Frauen mit mehr oder weniger aktuellem Kinderwunsch. Die Rezidiv-Rate nach Buserelin-Therapie beträgt bis heute, nach einem maximalen Beobachtungszeitraum von 20 Monaten, 14,3%.

Patientinnengut und Methodik

In der Frauenklinik des Marienkrankenhauses Hamburg wurden 51 Frauen im Alter von 20 bis 40 Jahren 6 Monate mit Buserelin behandelt. Die Dosierung betrug mit 3 × 2 nasalen Sprühstößen 900 µg des Wirkstoffes täglich. In einem Fall wurde die Behandlung wegen eines akut auftretenden psychiatrischen Zwischenfalles abgebrochen, in einem anderen Fall wurde die Weiterbehandlung abgelehnt.

Das Durchschnittsalter der Patientinnen betrug 35,4 ± 5,8 Jahre. Nur 28,6% der 49 Patientinnen äußerten Kinderwunsch. Drei der Frauen mit Kinderwunsch kamen aus sogenannten Sterilitätssprechstunden.

Bei 72,4% der Patientinnen war die Familienplanung abgeschlossen.

32 der 49 Patientinnen ≙ 65,3% waren wegen Endometriose vorbehandelt. 18 Patientinnen davon operativ, 8 Patientinnen mit Danazol und 6 Patientinnen mit Gestagenen (Tabelle 1). In 58% der Fälle führte eine Laparotomie zur Diagnose. In 37,2% durch Pelviskopie, in 4% durch Zystoskopie (Tabelle 2).

Endometriose – neue Therapiemöglichkeiten durch Buserelin

Tabelle 1 Krankengut

Eingeschlossen: 49 Patienten
Alter: 35,4 ± 5,8 Jahre Größe: 166 ± 6 cm Gewicht: 63 ± 11 kg
Vorbehandlung: 32 Patienten (65,3%)
davon operativ: 18 Patienten (36,7%) mit Danazol: 8 Patienten (16,3%) mit Gestagenen: 6 Patienten (12,3%)

Tabelle 2 Diagnostik der Endometriose

	Anteil in %
Laparotomie	58,8
Pelviskopie	37,2
Zystoskopie	4,0
$\sum$	100,0

Tabelle 3 Lokalisationen der Endometriose bei 51 Patientinnen (nach Histologie)

	Anzahl der Fälle (Mehrfachnennung möglich)
Douglas	48
Ovar(ien)	33
Tube(n)	18
Sigma-Rectum	14
Uterus	12
Ligamenta sacrouterina	10
Scheide	4
Parametrium	4
Blase	2
Urether	2
Nabel	1

Lokalisation

In allen Fällen wurde die Diagnose histologisch gesichert. Die festgestellte Lokalisation der Endometriose wird in Tabelle 3 dargestellt. Die häufigste Lokalisation von Endometrioseherden ist der Douglas'sche Raum (48 von 51 Fällen). Es folgen die Ovarien und die Tuben sowie der Sigma-Rectum-Bereich. Seltener findet man Endometrioseherde an Blase, Ureter und Nabel. Bei einzelnen Fällen wurden bis zu sechs verschiedene Lokalisationen der Endometriose festgestellt.

Symptomatik

Als relevante Symptome vor der Therapie sind in erster Linie Dysmenorrhoe, Schmerzen im kleinen Becken, Hypermenorrhoe sowie Druckempfindlichkeit im kleinen Becken zu nennen. Nach Abschluß der Therapie sind einige der klinischen Symptome völlig behoben (Tabelle 4).

Tabelle 4 Klinische Symptomatik vor und am Ende der Buserelintherapie

	Vor der Therapie vorhanden (n = 49)	Nach der Therapie vorhanden (n = 49)
Dysmenorrhoe	87,8%	0%
Hypermenorrhoe	75,5%	4,1%
Menorrhagie	57,1%	0%
Schmerzen im kleinen Becken	83,7%	8,2%
Druckempfindlichkeit im kleinen Becken	75,5%	40,8%
Abdominale Symptome	63,4%	0%
Haematurie	8,2%	0%
Dysurie	8,2%	0%
Darmblutungen	4,1%	0%
Tenesmus	24,5%	0%
Adnexindurationen	61,2%	22,4%

Die hier aufgeführten und *vor* Therapie abgefragten klinischen Symptome sind zum größten Teil subjektive Angaben der erkrankten Frauen. Lediglich die Hämaturie sowie Darmblutungen und Adnexindurationen können als objektiv feststellbare klinische Symptome gezählt werden.

Diagnose und Kontrolle

In 18 der 29 Fälle war vor der Hormonsuppression eine operative Therapie in Form einer Hysterektomie, kombiniert mit Gewebsentnahmen, oder der Entfernung von Tube oder Ovar sowie Adhäsiolyse notwendig.

In 25 Fällen wurde die Diagnose durch Pelviskopie, kombiniert mit Adhäsiolyse und Gewebsentnahmen gestellt. Bei 2 Patientinnen führte eine transurethrale Blasenschleimhautresektion zur Diagnose (Tabelle 5).

Tabelle 5 Operative Diagnostik und Therapie vor Buserelin

	Anzahl der Fälle
Hysterektomie	18
Adnexexstirpation	16
Pelviskopie + PE + Adhäsiolyse	14
Pelviskopie + PE	11
Laparotomie	7
Ovarektomie	3
TUR	2

Nach Abschluß der Therapie wurde bei 16 Patientinnen eine Kontrollpelviskopie durchgeführt. In 3 Fällen war eine Therapiekontrolle durch Zystoskopie gewährleistet. Alle Gewebsentnahmen führten zu negativen histologischen Er gebnissen.

Die Patientinnen, bei denen eine Hysterektomie vorausgegangen war und diejenigen, die eine abgeschlossene Familienplanung angaben, waren nicht bereit, eine erneute Narkose und Pelviskopie über sich ergehen zu lassen, da zudem ein Beschwerdebild, das zu einem solchen Eingriff berechtigen würde, nicht mehr vorlag. Auch wir halten es ethisch nicht für vertretbar, zumindestens bei den radikal operierten Patientinnen, einen derartigen Eingriff aus „wissenschaftlichen" Gründen durchzuführen. Alle Patientinnen zeigten jedoch Bereitschaft, bei erneut auftretender Symptomatik einer invasiven Diagnostik, wie z. B. einer Pelviskopie oder sogar einer Laparotomie, zuzustimmen.

Rezidive

Kontrolluntersuchungen und Gespräche mit den Patientinnen wurden 4 bis 6 Wochen nach Therapieende durchgeführt. Alle nicht hysterektomierten Frauen hatten in diesem Zeitraum die erste Blutung. Alle Frauen wurden aufgefordert, sich im Falle von wieder auftretenden Beschwerden bzw. Befunden selbst oder über ihren behandelnden Gynäkologen in unserer Klinik zu melden.

Das früheste Rezidiv trat 4 Monate nach Behandlungsende auf, das späteste Rezidiv wurde nach 12 Monaten diagnostiziert. Insgesamt waren bis zum Juli 1988 7 Rezidive festgestellt worden und inzwischen behandelt. Der größte Beobachtungszeitraum nach Abschluß der Therapie beträgt 20 Monate, der kürzeste 7 Monate. Bei allen Rezidivfällen erfolgte eine operative Therapie, die bei 5 Patientinnen in einer Hysterektomie mit ein- oder beidseitiger Adnexexstirpation resultierte. Eine Patientin hatte ein Rezidiv einer ausgedehnten Blasenendometriose, das durch eine transurethrale Resektion erneut kuriert wurde. Die intraoperativen Befunde waren zum Teil so ausgiebig, daß es in einem Fall nötig war, eine Sigmakontinenzresektion in Kombination mit einer abdominalen Hysterektomie unter Mitnahme beider Adnexe durchzuführen. In diesem Fall bestanden Verwachsungen bzw. Infiltrationen von Endometrioseherden zwischen Rectum und Uterushinterwand. Dieser Patientin geht es bis heute, 7 Monate nach der Operation, gut.

In allen Fällen traten Rezidive nicht an neuen Lokalisationen auf, sondern an den vor der Therapie festgestellten. Bei 4 der 7 festgestellten Rezidive waren die Frauen ca. 6 Wochen nach Ende der Buserelin-Therapie erneut pelviskopiert bzw. zystoskopiert worden. Hierbei wurde damals ein unauffälliger Befund erhoben, die Histologien der Gewebsentnahmen waren negativ. Bei 5 der Rezidive lag ein Stadium III (AFS-Score) vor, bei 2 Fällen handelte es sich sogar um das Stadium IV.

Blutungen und Östradiol

Während der Therapie erfolgten Blutentnahmen zur Kontrolle der Hormonparameter zunächst alle 2 Wochen, dann monatlich. Hierbei wurde festgestellt, daß anfänglich sowohl die Gonadotropine als auch die Sexualsteroide verstärkt produziert wurden. Nach 2 bis 4 Wochen jedoch wurden deutlich niedrigere Östradiol-Spiegel ermittelt, die sich im Laufe der Therapie auf postmenopausale Werte einspielten.

Bei einigen der Patientinnen kam es im 3. Behandlungsmonat zu leichten Anstiegen der Östriolsekretion (Abb. 1). Die Ursache für eine mangelnde Hormonsuppression könnte auf Einnahmeunregelmäßigkeiten zurückzuführen sein, aber auch auf eine möglicherweise individuell zu geringe Dosierung. Auch die Resorptionsfähigkeit des Nasen-Rachen-Raumes für das Medikament könnte hierbei mitentscheidend sein.

kontinuierlich ab, nachdem anfänglich bei den meisten Patientinnen eine erhöhte Stimulation der Östriolsekretion in den ersten Wochen der Einnahme festgestellt wurde (Abb. 1). Die unter der Therapie eintretenden Blutungen wurden von den Frauen ausnahmslos als nicht mehr so schmerzhaft oder gar schmerzfrei geschildert.

Im weiteren Verlauf der Behandlung kam es bei unseren Patientinnen im 5. Therapiemonat zu einem leichten Anstieg der Blutungsfrequenzen (Abb. 1). Hauptsächlich in Form von leichten Schmierblutungen oder einem sogenannten „Spotting“, das nicht selten nach Einnahmefehlern beobachtet wurde.

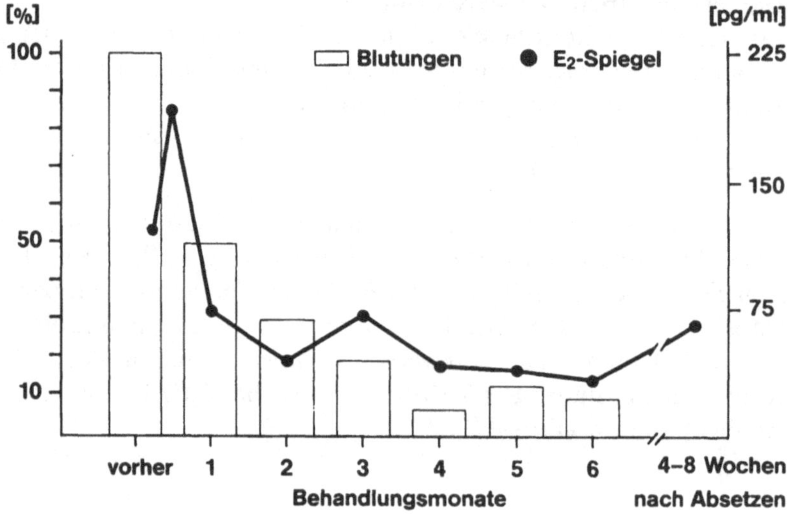

Abb. 1 Vaginale Blutungen und E_2-Verlauf unter der Therapie mit Buserelin

Nebenwirkungen

Hitzewallungen wurden in erster Linie als Folge der medikamentös induzierten Östrogensuppressionen beklagt. Diese setzten individuell zu verschiedenen Zeitpunkten ein und wurden bei 94% der behandelten Frauen in unterschiedlichen Schweregraden als hauptsächliche Nebenwirkungen angegeben (Tabelle 6). Nach eingehender Erklärung der Ursache dieser „Wechseljahresbeschwerden“ war die Bereitschaft zu ihrer Toleranz groß. Auch die Erklärung, daß Hitzewallungen letztlich ein Ausdruck genügender Hormonsuppressionen sein würden, half den Frauen, diese Nebenwirkungen zu ertragen.

Weniger gut toleriert wurden die glücklicherweise bei den meisten Betroffenen nur kurzfristig und sporadisch auftretenden Kopfschmerzen, die von 57% der

Tabelle 6 Nebenwirkungen (n = 49)

	Anzahl der Patientinnen	in %
Hitzewallungen	46	94
Kopfschmerzen	28	57
gastrointestinale Probleme	21	43
trockene Scheide	12	24
Schlaflosigkeit	4	8
Depression	3	6
Libidoverlust	3	6

Frauen angegeben wurden. Gastro-intestinale Probleme wie Diarrhoe, Obstipation, Tenesmen etc. traten in 43% der Fälle auf. 24% der Behandelten beklagten im Verlauf der Therapie eine bisweilen trockene Scheide. Schlaflosigkeit sehr unterschiedlicher Intensität und über unterschiedliche Zeiträume kam in 8% der Fälle vor.

Drei Patientinnen, das entspricht 6% des Klientels, klagten über eine Zunahme von depressiven Verstimmungen mit fortschreitender Therapiedauer. Bei einer dieser Patientinnen wurde die Problematik der häufigeren und heftigeren depressiven Verstimmung in Zusammenarbeit mit dem behandelnden Nervenarzt befriedigend gelöst. In einem zweiten Fall kam es zu einem eklatanten psychischen Kollaps, der zum sofortigen Abbruch der Therapie nach 4 1/2 Monaten führte und eine Einweisung der Patientin in die psychiatrische Klinik erforderlich machte. Antidepressiva sowie Östrogengaben besserten das psychiatrische Krankheitsbild innerhalb 1 Woche, nach 14 Tagen war der Zustand der Patientin stabil. Es muß erwähnt werden, daß die Patientin bei der Anamneseerhebung verschwieg, bereits 6 Wochen wegen schwerster endogener Depressionen stationär behandelt worden zu sein. Der dritte Fall der zunehmenden Depressionsneigung war problemlos und bedurfte keinerlei Intervention.

Die Nebenwirkung Libidoverlust gaben ebenfalls drei Patientinnen an. Sie erklärten aber alle, daß dieses kein Problem in ihrer Partnerschaft darstelle und deshalb nicht belastend beurteilt wurde.

Bei regelmäßiger Befragung wurden insgesamt 64 verschiedene Nebenwirkungen angegeben. Hierbei sind die präparatbezogenen von den Nebenwirkungen zu unterscheiden, die zwar subjektiv zur Angabe berechtigten, jedoch zufällig während der Therapie auftraten und hiermit eigentlich nicht in Zusammenhang standen.

Follow up

In einem Beobachtungszeitraum von 20 Monaten traten zwei Schwangerschaften ein. Das entspricht einer Schwangerschaftsrate von 14.3%, wobei der Anteil der Patientinnen mit Kinderwunsch nur 28,6% des Gesamtklientels betrug (Tabelle 7). Inwieweit sich die Schwangerschaftsrate erhöhen wird, muß eine längere Beobachtungszeit zeigen.

Vier bis sechs Wochen nach abgeschlossener Behandlung äußerten 4 Patientinnen, das entspricht 8,2%, mäßige Beschwerden, 17 Frauen (34,7%) hatten zu diesem Zeitpunkt geringe Beschwerden, keine Beschwerden äußerten 28 Patientinnen (57,1%).

Die Rezidivrate der klinischen Symptomatik betrug 6 Monate nach Therapieende 14,3%. Bei einem Zeitraum von 20 Monaten hat sich diese Zahl nicht nennenswert erhöht. Auch hier ist abzuwarten, ob sich diese Zahl im Verlaufe eines längeren posttherapeutischen Beobachtungszeitraumes erhöhen wird (Tabelle 7).

Tabelle 7 Buserelin/follow up

	Angaben in %
Schwangerschaften bei Pat. mit Kinderwunsch	14,3
Rezidiv-Rate der klin. Symptomatik, 6 Monate nach Therapieende	14,3

Zusammenfassend läßt sich feststellen, daß das neue Therapieprinzip bei Endometriose mit dem Gn-RH-Analogon Buserelin bei unseren Fällen zufriedenstellende Ergebnisse zeigte. Die Rezidivrate betrug bis heute 14,3%, die Schwangerschaftsrate bei nur 28,6% Patientinnen mit Kinderwunsch liegt z. Zt. ebenfalls bei 14,3%. Alle Rezidivfälle zeigten, daß eine ausgedehnte Endometriose eventuell medikamentös vorzubehandeln ist, sie dann aber einer möglichst radikalen operativen Therapie bedarf, um in Einzelfällen nochmals medikamentös nachbehandelt werden zu müssen.

Nebenwirkungen unter der Therapie wurden nicht zuletzt wegen der rasch erreichten Reduktion der klinischen Symptomatik gut toleriert. Insgesamt erfuhr diese neue Therapieform der Endometriose nicht nur von den Patientinnen, die schon vorher mit Gestagenen oder Danazol behandelt waren, eine hohe Akzeptanz.

Behandlung der Endometriose mit Buserelin: klinische Ergebnisse

U. Cirkel, K.-W. Schweppe, H. Ochs, H. P. G. Schneider

Zusammenfassung

Bei histologisch nachgewiesener Endometriose wurden 64 Patientinnen mit dem Gn-RH-Analogon Buserelin (Suprecur®) über eine Dauer von 6 Monaten mit 900 mcg pro die intranasal behandelt. Subjektive Symptome und gynäkologischer Befund wurden nach 1, 3 und 5 Monaten Behandlungszeit kontrolliert. Am Ende der Therapiephase erfolgte die Beurteilung der Effektivität der Substanz durch Kontroll-Operation. Zahl und Größe der Endometriose-Implantate nahmen in 73% der Fälle ab; Adhäsionen blieben unter der medikamentösen Therapie unverändert. Eine Verbesserung des gynäkologischen Palpationsbefundes und eine Linderung der subjektiven Symptome konnte bei 2/3 der Patientinnen festgestellt werden. Die beobachteten Nebenwirkungen waren hauptsächlich durch den therapieinduzierten Hypoöstrogenismus bedingt; so waren Hitzewallungen mit 63% die am häufigsten beklagten Begleiterscheinungen. Nach Absetzen der Medikation kam es nach 43 $\pm$ 2,8 Tagen zur ersten spontanen Menstruation. Von den 45 behandelten Sterilitäts-Patientinnen haben mittlerweile 17 (38%) konzipiert. Ein Endometriose-Rezidiv konnte bislang in 6 Fällen (9,4%) histologisch verifiziert werden. Diese klinischen Ergebnisse lassen erkennen, daß das Gn-RH-Analogon Buserelin eine effektive Alternative zu den bekannten endokrinen Therapieformen darstellt.

Einleitung

Zur endokrinen Behandlung der Endometriose standen bislang ausschließlich Steroide wie Östrogen/Gestagen-Kombinationen, Gestagene allein oder das Ethisteron-Derivat Danazol zur Verfügung. In letzter Zeit wurden jedoch an kleineren Fallzahlen Gn-RH-Analoga erfolgreich eingesetzt [5, 9, 15]. Diese Substanzen führen über eine Entkoppelung des hypophysär-ovariellen Regelkreises zu einem reversiblen Hypoöstrogenismus, d. h. einer reversiblen medikamentösen Kastration. Ziel der vorliegenden Arbeit ist es, an einer größeren Fallzahl die klinische Wirksamkeit des Gn-RH-Analogons Buserelin im Rah-

Endometriose – neue Therapiemöglichkeiten durch Buserelin

men einer prospektiven klinischen Studie zu prüfen. Die Nachbeobachtungsphase von maximal 3 Jahren konzentrierte sich auf die Feststellung der Graviditätsrate bei Sterilitäts-Patientinnen bzw. auf den histologischen Nachweis eines Rezidivs nach Abschluß der Buserelin-Therapie.

Patientinnen und Methodik

An der Universitäts-Frauenklinik Münster wurden von Juli 1983 bis März 1987 64 Patientinnen wegen einer Endometriosis genitalis externa mit dem Gn-RH-Analogon Buserelin behandelt. Das durchschnittliche Lebensalter der Frauen lag bei 28,9 Jahren. Die jüngste Patientin war 19 Jahre, die älteste 38 Jahre alt. Von diesen wurden bereits 23 (35,9%) wegen einer Endometriose voroperiert. Der Umfang dieser chirurgischen Maßnahmen reichte von der vaginalen Tumorexzision über die ovarielle Zystektomie bis hin zur einseitigen Adnexektomie. Ferner gaben 20 Patientinnen (31,3%) eine hormonelle Vorbehandlung der Endometriose an, welche mehr als 6 Monate zurücklag. Folgende Substanzen wurden hierfür eingesetzt: Danazol (16 Frauen), Lynestrenol (7 Frauen) und Norethisteronazetat (1 Frau). Insgesamt wurden 25 Patientinnen (39%) wegen einer Endometriose entweder operativ oder hormonell oder aber auch operativ/hormonell vorbehandelt.

In 70,3% der Fälle bestand eine ungewollte Kinderlosigkeit, wohingegen bei 19 Patientinnen (29,7%) Beschwerden allein die primäre Ursache der Diagnostik darstellten. Der unerfüllte Kinderwunsch bestand bei den 45 Sterilitäts-Patientinnen zwischen 3 und 10 Jahren, wobei 8 Frauen bereits einmal schwanger gewesen waren. Im Rahmen der üblichen Sterilitäts-Diagnostik sind dabei der Verlauf der Basaltemperaturkurven, endokrine Parameter, der Ejakulatbefund der Partner und die Mucus-Spermien-Interaktion geprüft worden. Pathologische Befunde sind hierbei nicht gefunden worden.

Die Diagnose Endometriose wurde durch Laparoskopie bzw. Laparotomie und durch histologische Untersuchung suspekter Gewebebezirke gestellt. Grundlage der sich an die operativen Maßnahmen anschließenden Stadieneinteilung des Schweregrades der Erkrankung war das Punktesystem der American Fertility Society in seiner Fassung von 1979 [1] (Abb. 1). Hierbei werden Adhäsionen und Implantate getrennt voneinander und je nach ihrem Auftreten in Peritoneum, Ovar und Tuben verschieden stark gewichtet. Nach Abschluß der spezifischen Therapie mit Buserelin wurde im Rahmen einer erneuten Operation das Ausmaß der Restendometriose festgestellt und gegebenenfalls eine operative Sanierung der Erkrankung durchgeführt, wobei wiederum histologische Proben zur Sicherung der Diagnose gewonnen wurden. Grundlage der Beurteilung des Therapieerfolges von Buserelin war das Ausmaß der Endometriose nach der

Stadium I (gering) 1 – 5 Punkte
Stadium II (mäßig) 6 – 15 Punkte
Stadium III (schwer) 16 – 30 Punkte
Stadium IV (ausgedehnt) 31 – 54 Punkte
Gesamtpunkte: ____________

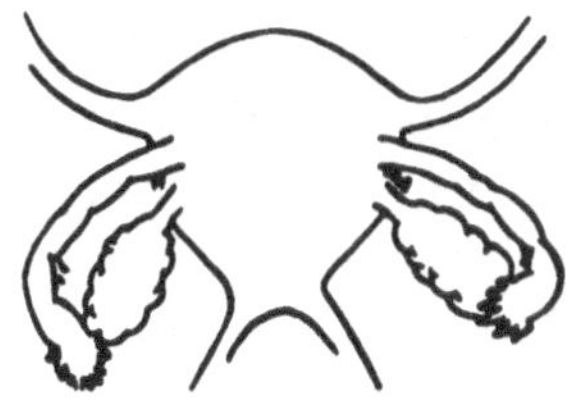

Peritoneum	Endometriose		unter 1 cm	1 – 3 cm	über 3 cm
	Punkte		1	2	3
	Verwachsungen		zart	dicht: partielle Douglasobliteration	dicht: totale Douglasobliteration
	Punkte		1	2	3
Ovar	Endometriose		unter 1 cm	1 – 3 cm	über 3 cm, oder rupturierte Zyste
	Punkte	rechts	2	4	6
		links	2	4	6
	Verwachsungen		zart	dicht: partieller Ovareinschluß	dicht: totaler Ovareinschluß
	Punkte	rechts	2	4	6
		links	2	4	6
Tuben	Endometriose		unter 1 cm	über 1 cm	Tubenverschluß
	Punkte	rechts	2	4	6
		links	2	4	6
	Verwachsungen		zart	dicht: Tubenverziehung	dicht: Tubenverziehung
	Punkte	rechts	2	4	6
		links	2	4	6

Abb. 1 Einteilung der Endometriose nach Schweregrad (nach The American Fertility Society, 1979)

Probeexzision der Erstoperation und vor der operativen Intervention im Rahmen des zweiten chirurgischen Eingriffes.

Im Anschluß an die Diagnosesicherung erfolgte eine ambulante Wiedervorstellung. Dabei wurden durch klinische und laborchemische Untersuchungen weitere ernsthafte Erkrankungen ausgeschlossen. Nach sorgfältiger Aufklärung über die Wirkungsweise von Buserelin gaben die Patientinnen ihr schriftliches Einverständnis zur Teilnahme an dieser Therapiestudie. Die Behandlung wurde am ersten Blutungstag der auf die Erstoperation folgenden Menstruation begonnen. Durch intranasale Sprühstöße (à 150 mcg) wurde den Patientinnen eine Gesamtdosis von 900 mcg pro Tag zugeführt, wobei 3 × 2 Einzeldosen über den Tag verteilt appliziert wurden. Die Dauer der Behandlung betrug 6 Monate; nach 1, 3 und 5 monatiger Therapie wurden die Frauen ambulant untersucht. Im Rahmen dieser Vorstellungen und am Therapieende wurden klinische und laborchemische Untersuchungen durchgeführt und von den Patientinnen angegebene Beschwerden sorgfältig dokumentiert.

In der Nachbeobachtungsphase wurde zunächst das Wiederauftreten von Menstruation und normaler Ovarialfunktion erfaßt. Bei den Sterilitäts-Patientinnen wurde nach Eintritt eines regulären Zyklus eine Konzeption angestrebt und in Fällen einer Schwangerschaft deren Verlauf registriert. Bei allen Frauen wurde durch regelmäßige Nachuntersuchungen auf das Wiederauftreten endometriosesuspekter Beschwerden und Befunde geachtet. Bestand der Verdacht auf ein Endometriose-Rezidiv, so war erneut die Indikation zur operativen Abklärung und Therapie gegeben.

Estradiol (E_2) und Progesteron wurden mit Hilfe von kommerziellen Radioimmunoassays gemessen.

Im Rahmen der statistischen Untersuchungen wurden der Mittelwert $\bar{x}$ und SEM berechnet. Zur Prüfung signifikanter Unterschiede der unter der Therapie beobachteten Veränderungen wurde der t-Test für verbundene Stichproben herangezogen.

Ergebnisse

Prätherapeutisch lagen die gemessenen E_2-Spiegel mit 511 $\pm$ 43 pmol/l im normalen lutealen Bereich. Durch die am 1. Zyklustag eingeleitete Buserelin-Therapie wurden die E_2-Werte signifikant gesenkt (nach 1 Monat auf 284 $\pm$ 52 pmol/l, $p < 0{,}01$; nach 3 Monaten auf 164 $\pm$ 32 pmol/l, $p < 0{,}001$) und blieben in den letzten 3 Monaten der Behandlung im postmenopausalen Bereich. Die parallel hierzu bestimmten Progesteron-Spiegel waren bereits nach 1 Monat nicht mehr meßbar, sodaß hierdurch anovulatorische Verläufe über den gesam-

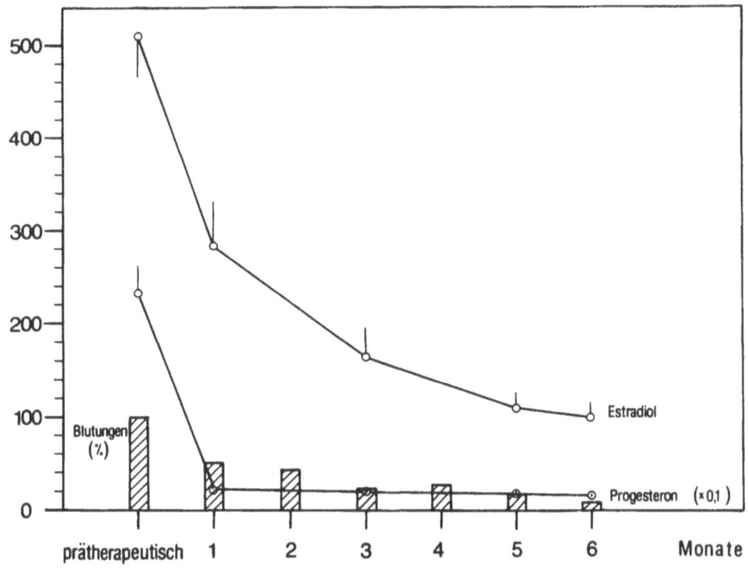

Abb. 2 Verlauf von Estradiol (pmol/l) und Progesteron (nmol/l) unter einer 6 monatigen Buserelin-Therapie. Parallele Darstellung der Häufigkeit der unter der Behandlung auftretenden uterinen Blutungen

ten Therapiezeitraum belegt werden konnten (Abb. 2). Vergleicht man das Auftreten uteriner Blutungen mit den gemessenen ovariellen Steroiden, so zeigt sich, daß die Blutungshäufigkeit von 51,6% im 1. Therapiemonat mit den fallenden E_2-Werten auf 9,4% im 6. Behandlungsmonat sank (Abb. 2).

In Relation zu dem therapieinduzierten Hypoöstrogenismus müssen die unter der Therapie auftretenden Nebenwirkungen gesehen werden. Tabelle 1 gibt einen Überblick über die einzelnen Erscheinungen. Am häufigsten traten Hitzewallungen auf (63% der Patientinnen). Eine trockene Vagina beklagten 27% der Frauen und bei 9% kam es zu einer Abnahme der Libido. Die psychischen Veränderungen umfaßten Nervosität, Depressionen, Aggressivität und Konzentrationsschwäche. Bei einer Patientin waren diese Beschwerden so ausgeprägt, daß die Therapie nach 5 Monaten vorzeitig beendet werden mußte. Allerdings bestanden bei dieser Frau bereits prätherapeutisch psychische Probleme. Kopfschmerzen traten bei einem Drittel der Patientinnen auf. Wegen der Intensität dieser Beschwerden mußte bei einer Patientin nach 3 Monaten die Behandlung abgebrochen werden. Gewichtsveränderungen waren gering und lagen zwischen 2 und 5 kg Zu- bzw. Abnahme unter der Therapie. Die beobachteten Hautveränderungen waren schwach ausgeprägt und umfaßten Akne, Alopezie, Seborrhoe und einen leichten Hirsutismus. Brustveränderungen wurden von 16% der Frauen beobachtet und betrafen sowohl das Auftreten

Tabelle 1 Allgemeine Nebenwirkungen unter Buserelin-Therapie

Hitzewallungen	63%
Kopfschmerzen	33%
Psychische Veränderungen	31%
Trockenheit der Scheide	27%
Gewichtsveränderungen	27%
Hautveränderungen	22%
Adynamie	20%
Brustveränderungen	16%
Libidoabnahme	9%
Gastrointestinale Symptome	8%

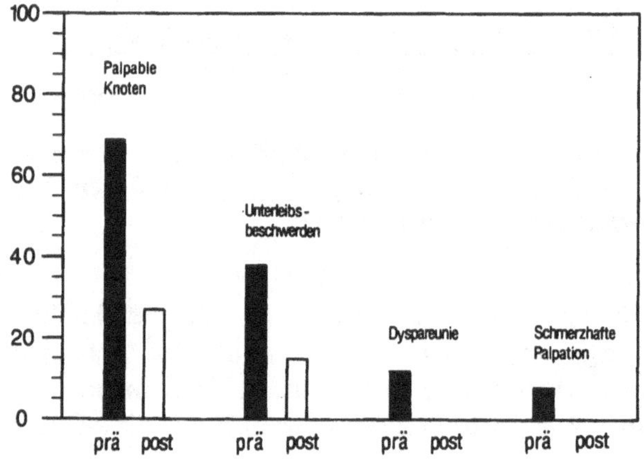

Abb. 3 Veränderungen von Tastbefund sowie von Unterleibsbeschwerden und Dyspareunie unter einer 6 monatigen Buserelin-Therapie

einer Galaktorrhoe als auch einen Mammatumor, der nach Absetzen der Therapie nicht mehr nachweisbar war. Schließlich wurden von 8% der Patientinnen gastrointestinale Symptome wie Übelkeit und Sodbrennen angegeben. Alle diese unter der Buserelin-Medikation auftretenden Beschwerden waren reversibel und konnten nach Absetzen der Therapie nicht mehr nachgewiesen werden.

Eine Hilfe in der Beurteilung der Effektivität der Gn-RH-Analog Behandlung stellen der Tastbefund bzw. die von den Patientinnen angegebenen endometriose-bedingten Beschwerden dar (Abb. 3). Wurden prätherapeutisch bei 69% der Frauen deutliche Indurationen im Bereich des inneren Genitale getastet, so war dies nach sechsmonatiger Therapie nur noch bei 27% der Patientinnen der Fall. Unterleibsbeschwerden waren unter der Behandlung gleichfalls deutlich rückläufig und betrafen am Ende nur noch 15% der Frauen.

Die beste Möglichkeit, den Therapieerfolg zu überprüfen, stellt die im unmittelbaren Anschluß an die Behandlung durchgeführte Kontroll-Operation dar. Betrachtet man zunächst den AFS-Score – gebildet aus Implantaten und Adhäsionen –, so tritt eine Verbesserung in 67%, eine Verschlechterung in 2% und keine Veränderung in 31% der Fälle auf (Abb. 4). Berücksichtigt man hingegen den Rückgang der Implantate allein, so zeigt sich, daß eine Verbesserung bis hin zum völligen Verschwinden von Implantaten in 73% der Fälle zu beobachten ist, wohingegen bei 17% der Frauen keine Veränderung festzustellen ist (Abb. 5). Im einzelnen war ein maximaler Implantat-Rückgang von 15 Punkten zu verzeichnen; auf der anderen Seite war allerdings eine leichte Zunahme um 3 Punkte bei 3 Patientinnen diagnostiziert worden (Abb. 6). Betrachtet man nur die Adhäsionen, so zeigt sich, daß durch die Behandlung mit Buserelin kein nennenswerter Einfluß auf die endometriose-bedingten Verwachsungen zu erkennen ist (Tabelle 2). Vielmehr waren sie vor und nach der Therapie nahezu unverändert nachweisbar.

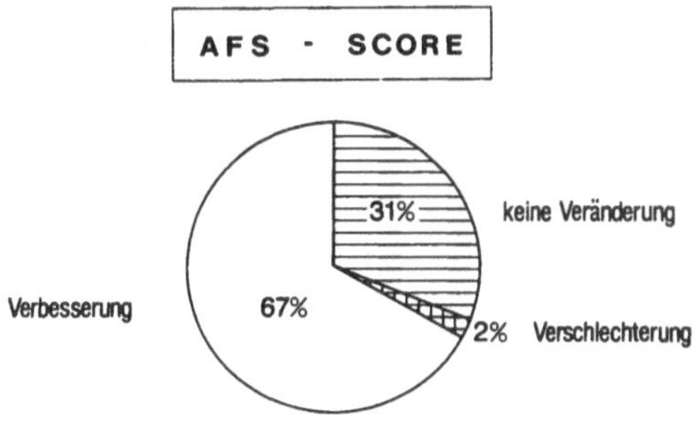

Abb. 4 Veränderungen des AFS-Scores (1979) nach einer 6 monatigen Buserelin-Therapie

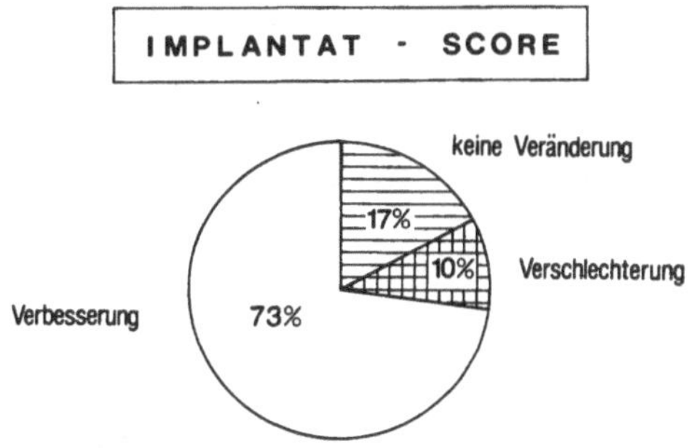

Abb. 5 Veränderungen des Implantat-Scores (gemäß AFS, 1979) nach 6 monatiger Buserelin-Therapie

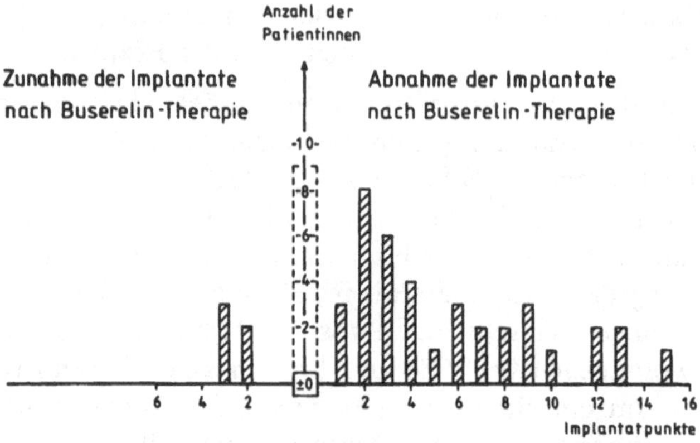

Abb. 6 Darstellung der Implantat-Veränderungen (Punktesystem der AFS, 1979) nach 6 monatiger Buserelin-Therapie

Tabelle 2 Adhäsions-Score vor und nach Buserelin-Therapie

Adhäsionen (AFS-Punkte)	vor Buserelin-Therapie	nach Buserelin-Therapie
0– 5	65%	69%
6–10	19%	14%
11–15	12%	15%
16–20	2%	0%
21–25	2%	2%
total	100%	100%

Nach Beendigung der Therapie trat nach 43 ± 2,8 Tagen die erste Menstruation ein. Mittlerweile haben von den 45 Sterilitäts-Patientinnen 17 (38%) konzipiert (12 Frauen mit primärer Sterilität, 5 Frauen mit sekundärer Sterilität). Der Schwangerschaftsverlauf stellt sich wie folgt dar: 12 Entbindungen von gesunden Kindern (11 Spontanpartus, 1 Kaiserschnitt) und 3 Frühaborte (inkl. 2 ektope Graviditäten). In 2 weiteren Fällen ist die Schwangerschaft noch nicht beendet.

Bis jetzt wurde bei 6 Patientinnen (9,4%) ein histologisch verifiziertes Endometriose-Rezidiv festgestellt. Bei einer dieser Patientinnen mußte bereits 6 Monate nach Therapieende eine erneute endometriose-spezifische Therapie eingeleitet werden. Bei den übrigen 5 Patientinnen dauerte das symptomfreie Intervall nach Absetzen von Buserelin mindestens 2 Jahre.

Diskussion

Der therapeutische Erfolg in der medikamentösen Behandlung der Endometriose basiert auf der Suppression der ovariellen Östrogensynthese. Durch das applizierte Gn-RH-Analogon Buserelin wird die Gonadotropin-Synthese und Sekretion vermindert bei einer Abnahme der hypophysären LH-RH Rezeptoren. Dies führt zu einer Suppression des hypophysär-ovariellen Regelkreises und damit zu einem Versiegen der Östrogen-Sekretion. Wie eigene Untersuchungen bereits früher gezeigt haben [4], kommt es nach einem Therapiebeginn am 1. Zyklustag innerhalb der ersten 14 Tage zu einem stimulatorischen Effekt auf die Hypophyse und damit verbunden zu einem Östrogenanstieg. Dadurch wird zunächst das Endometrium proliferiert und dann am Ende des 1. Therapiemonats in 52% der Fälle abgestoßen. In der Folgezeit werden bei erniedrigten E_2-Werten Blutungsepisoden weitaus seltener beobachtet, obschon einzelne kurzfristige E_2-Anstiege mit nachfolgender Blutung in einem geringen Prozentsatz von Fällen zu beobachten sind.

Die allgemeinen Nebenwirkungen unter Buserelin sind fast ausnahmslos auf den therapieinduzierten Hypoöstrogenismus zurückzuführen. Das „Leitsymptom" Hitzewallungen tritt nur in 63% der Fälle auf und kann so nach unserer Meinung nicht zur alleinigen Therapiekontrolle herangezogen werden, wie gelegentlich empfohlen [7]. E_2-Bestimmungen sollten zur Überwachung eines ausreichenden Suppressionseffektes ergänzend veranlaßt werden. Die übrigen Nebenwirkungen werden seltener beobachtet. So stehen die Gewichtsschwankungen um 2–5 kg im Gegensatz zu anderen endokrinen Behandlungsformen der Endometriose, bei denen Gewichtszunahmen um bis zu 13 kg beschrieben wurden [13]. Die eher diskreten Hautveränderungen müssen – ähnlich den Veränderungen bei der postmenopausalen Frau – als ein relatives Überwiegen der Androgene in dem therapieinduzierten Hypoöstrogenismus interpretiert werden.

Die Wirksamkeit von Gn-RH-Analoga in der Behandlung der Endometriose ist an kleineren Fallzahlen bereits früher belegt worden [5, 9, 12, 15]. Bei den hier untersuchten 64 Patientinnen mit histologisch gesicherter Endometriose ist ein Rückgang der Implantate in 73% der Fälle zu beobachten. Insgesamt stimmen diese Angaben gut mit den Ergebnissen von Schweppe [14] überein, der in 25% der untersuchten Fälle gering differenzierte Endometrioseherde fand, welche keine hormonelle Abhängigkeit erkennen ließen. Zudem konnte Jänne [8] zeigen, daß in 20% der Endometriose-Implantate weder Östrogen- noch Progesteron-Rezeptoren nachweisbar sind. In diesen Fällen sollte damit eine endokrine Therapie keinen Nutzen haben. Werden nun unabhängig von den Implantaten die endometriose-bedingten Adhäsionen betrachtet, so können wir keinerlei medikamentösen Einfluß auf diese Verwachsungen erkennen, was in Gegensatz zu Schriock [12] und Lemay [10] steht, die eine Verbesserung des Adhäsionssitus nach Gn-RH-Analog-Therapie beobachtet haben wollen. Diese Autoren räumten allerdings ein, daß auch intraoperative Erhebungsfehler der „Verbesserung“ zugrunde gelegen haben könnten. Nach unserer Meinung ist die posttherapeutische Verbesserung des AFS-Scores nur durch eine Reduktion der Implantate erklärbar.

Neben dem Rückgang der Implantate stellt die Schwangerschaft bei Sterilitäts-Patientinnen einen wesentlichen Marker einer erfolgreichen Behandlung dar. Mit einer Konzeptionsrate von 38% ist die Graviditätsrate vergleichbar mit Daten anderer endokriner Therapieformen [3, 6]. Bei längerer Nachbeobachtungsphase sollte sogar noch eine Steigerung dieses Ergebnisses möglich sein. Auf der anderen Seite ist die Rezidivrate von nur 9,4% niedrig verglichen mit der anderer Behandlungsformen [2, 6, 11]. Allerdings muß hier bei einer Verlängerung der Nachbeobachtungszeit auch mit einer leichten Zunahme der Rezidivrate gerechnet werden.

Literatur

[1] American Fertility Society: Classification of endometriosis. Fertil. Steril. *32* (1979) 633.

[2] Andrews, W. C., G. D. Larsen: Endometriosis treatment with hormonal pseudopregnancy and/or operation. Am. J. Obstet. Gynecol. *118* (1974) 643–651.

[3] Chalmers, J. A., P. C. Shervington: The management of endometriosis. Singapore J. Obstet. Gynaecol. *15* (1984) 31–37.

[4] Cirkel, U., K.-W. Schweppe, J. P. Hanker et al.: Endocrine effects of GnRH-analogue in endometriosis patients. In: A. R. Genazzani, A. Volpe, F. Facchinetti (eds): Proceedings of the First International Congress on Endocrinology, pp. 629–632. Parthenon Publishing, London 1986.

[5] Cirkel, U., K.-W. Schweppe, H. Ochs et al.: Effect of LH-RH agonist therapy in the treatment of endometriosis (German experience). In: R. Rolland, D. R. Chadha, W. N. P. Willemsen (eds): Gonadotropin Down-Regulation in Gynecological Practice, pp. 189–199. Alan R. Liss Inc., 1986.

[6] Dmowski, W. P., M. R. Cohen: Antigonadotropin (Danazol) in the treatment of endometriosis. Am. J. Obstet. Gynecol. *130* (1978) 41–48.

[7] Hardt, W., T. Genz, M. Schmidt-Gollwitzer: The treatment of endometriosis with LH-RH agonists. In: M. Schmidt-Gollwitzer (ed.): LH-RH and its analogues, fertility and antifertility aspects, pp. 349–354. W. de Gruyter, Berlin 1985.

[8] Jänne, O., A. Kauppila, E. Kokko et al.: Estrogen and progestin receptors in endometriosis lesions: comparison with endometrial tissue. Am. J. Obstet. Gynecol. *141* (1981) 562–566.

[9] Lemay, A., R. Maheux, N. Faure et al.: Reversible hypogonadism induced by a luteinizing hormone releasing hormone (LH-RH) agonist (Buserelin) as a new therapeutic approach for endometriosis. Fertil. Steril. *41* (1984) 863–871.

[10] Lemay, A., R. Maheux, G. Quesnel et al.: LH-RH agonist treatment of endometriosis. In: M. A. Bruhat, M. Canis (eds): Endometriosis, pp. 247–253. Karger, Basel 1987.

[11] Puleo, J. G., C. B. Hammond: Conservative treatment of endometriosis externa: the effects of Danazol therapy. Fertil. Steril. *40* (1983) 164–169.

[12] Schriock, E., S. E. Monroe, H. Henzl et al.: Treatment of endometriosis with a potent agonist of gonadotropin-releasing hormone (nafarelin). Fertil. Steril. *44* (1985) 583–588.

[13] Schweppe, K.-W.: Morphologie und Klinik der Endometriose, S. 95. F. K. Schattauer, Stuttgart 1984.

[14] Schweppe, K.-W., R. M. Wynn, F. K. Beller: Ultrastructural comparison of endometriotic implants and eutopic endometrium. Am. J. Obstet. Gynecol. *148* (1984) 1024–1039.

[15] Shaw, R. W., H. M. Fraser, H. Boyle: Intranasal treatment with luteinizing hormone releasing hormone agonist in women with endometriosis. Br. Med. J. *287* (1983) 1667–1669.

Ergebnisse der Endometriosis genitalis externa-Behandlung mit dem Gn-RH-Analogon-Therapiekonzept Buserelin im Rahmen einer multizentrischen Studie

L. Mettler

Zusammenfassung

An der Kieler Univ.-Frauenklinik wurden von 1986–1988 81 Patientinnen mit Endometriosis genitalis externa mit einer Dosis von 3 × 300 μg/die Buserelin intranasal behandelt.

Die Behandlung mit Buserelin wurde von einem Großteil der Patientinnen ohne wesentliche Beschwerden toleriert. Die Beeinflussung der Endometriose war der einer Behandlung mit Danazol oder Gestrinon vergleichbar. Da die Buserelin-Behandlung eine eingreifende endokrine Behandlung darstellt, sollte sie nur nach endoskopischer Diagnostik einer Endometriose und nicht zur symptomatischen Behandlung eingesetzt werden.

Patientinnen und Methodik

Alter der Patientinnen

Der Altersmittelwert lag bei 29,8 Jahren. 85,2% aller Patientinnen hatten Kinderwunsch, die chirurgische Sanierung von Endometrioseherden wurde erst ab Stadium 3 der Endometriose nach der American Fertility Society Classification durchgeführt. Da Sterilität mit als Beschwerde der Patientin gewertet wurde, wurden Beschwerden in 100% aller Patientinnen festgestellt (Tabelle 1).

Tabelle 1 Patientinnen unter Buserelin-Therapie

n = 81
Alter: $\bar{x}$ = 29,8 Jahre
Kinderwunsch: 85,2%
Beschwerden: 100%

Endometriose – neue Therapiemöglichkeiten durch Buserelin

Größe und Gewicht der Patientinnen

Bei den 81 Patientinnen lag die Größe im Mittel bei 167 cm und das Gewicht bei 61 kg (Tabelle 2).

Tabelle 2 Krankengut

Eingeschlossen: 81 Patienten
Alter: 29,8 ± 5,5 Jahre
Größe: 167 ± 6 cm
Gewicht: 61 ± 6 kg

American Fertility Society Classification

Tabelle 3 veranschaulicht den AFS-Score von 80 Patientinnen vor und nach der Behandlung.

Tabelle 3 AFS-Score vor und am Ende der Buserelin-Therapie

AFS-Score (n = 80)	vor der Behandlung	nach der Behandlung
Stadium 0	–	49
Stadium I	22	24
Stadium II	31	7
Stadium III	17	–
Stadium IV	10	–
Mittelwert (± SEM)	2,19 (± 0,21)	0,47 (± 0,14)

Implantat-Score und Schmerzsymptomatik

Chronische Unterleibsbeschwerden, Tastschmerzen, Dyspareunie und Dysmenorrhoe wurden teilweise gemeinsam, teilweise allein – wie in Tabelle 4 aufgelistet – festgestellt.

Tabelle 4 Implantat-Score und Klinik vor und nach der Buserelin-Therapie

	vor	nach
Implantat-Score	2.19	0.47
Unterbauchbeschwerden	38,3%	12,3%
Tastschmerz	24,7%	7,4%
Dyspareunie	39,5%	9,0%
palp. Knoten	28,4%	12,3%

Ergebnisse

Nebenwirkungen unter Buserelin-Therapie

Die beobachteten Nebenwirkungen wurden von den Patientinnen selbst dargestellt: Die entsprechenden Nebenwirkungstabellen füllten nur 39 Patientinnen aus (Tabelle 5).

Tabelle 5 Nebenwirkungen unter Buserelin-Therapie (n = 39)

Nebenwirkung	Anzahl betroffener Patienten
Hitzewallungen	31 (79,5%)
Kopfschmerzen	8 (20,5%)
Gewichtszunahme	7 (17,9%)
gastrointestinale Probleme	6 (15,4%)
trockene Vagina	4 (10,3%)
Akne	2 (5,1%)
Hirsutismus	1 (2,6%)

Blutungen und Östradiolverlauf unter der Therapie mit Buserelin

Wie zu erwarten, kam es nach den ersten beiden Behandlungsmonaten zu einem Ausbleiben der monatlichen Blutung. Der Östradiolspiegel erreichte nach zweimonatiger Behandlung eine deutliche Suppression, nach Absetzen der Behandlung kam es zum Nachweis von normalen Östradiolspiegeln (Abb. 1).

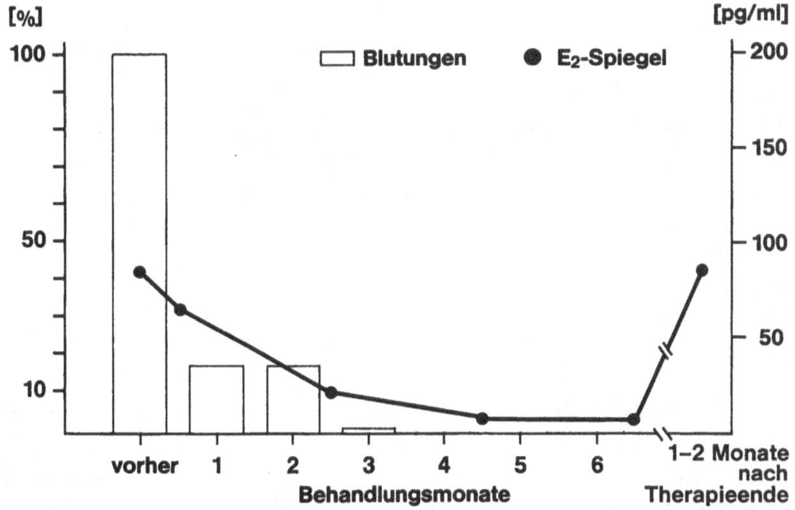

Abb. 1 Vaginale Blutungen und E_2-Verlauf unter der Buserelin-Therapie

Follow up 6 Monate nach Abschluß der Behandlung

Tabelle 6 weist bei dem unausgewählten Patientengut 54% an Schwangerschaften und 11% Rezidivraten nach. Bei dieser Patientengruppe wurden Patientenehepaare mit anderen Sterilitätsursachen nicht ausgesondert.

Tabelle 6 Follow up auf Basis von 35 nach 6 Monaten ausgetesteten Patientinnen

	in %
Schwangerschaften bei Pat. mit Kinderwunsch	54
Rezidiv-Rate der klin. Symptomatik	11

Klinische Symptomatik unter Buserelin

Tabelle 7 vergleicht die Symptomatik vor und nach der Buserelin-Behandlung. Es kann deutlich festgestellt werden, daß Dysmenorrhoen sowie Schmerzen und auch Druckempfindlichkeit im kleinen Becken nach der Behandlung nur noch in einer kleinen Gruppe nachweisbar sind.

Tabelle 7 Klinische Symptomatik vor und am Ende der Buserelin-Therapie

Symptomatik	vor der Therapie vorhanden (n = 81)	nach der Therapie vorhanden (n = 81)
Dysmenorrhoe	59,3%	23,5%
Hypermenorrhoe	16,0%	4,9%
Menorrhagie	24,7%	3,7%
Schmerzen im kleinen Becken	38,3%	12,3%
Druckempfindlichkeit im kleinen Becken	24,7%	7,4%
Abdominale Symptome	16,0%	1,2%
Haematurie	6,2%	3,7%
Dysurie	13,6%	4,9%
Darmblutungen	7,4%	1,2%
Tenesmus	7,4%	0,0%
Adnexindurationen	28,4%	12,3%

Es zeigte sich deutlich, daß schmerzhafte Zustände in der Regel mit Buserelin gut behandelt wurden. Bei zwei Patientinnen im Alter unter 20 Jahren stellte sich eine allgemeine Unverträglichkeit mit Konzentrationsschwäche, Übelkeit und Abneigung der Medikation heraus. Diese Patientinnen wurden mit einer reduzierten Dosis behandelt.

Endometriosetherapie mit Buserelin bei 107 Frauen

K. Bühler, P. Fischer, R. de Dycker, E.-M. Schindler, Th. Schumacher, A. E. Schindler

Zusammenfassung

Anhand der bisher ausgewerteten Verläufe von 107 Patientinnen mit histologisch gesicherter Endometriose wird die Wirksamkeit der Behandlung mit dem Gn-RH-Analogon „Buserelin" aufgezeigt. Buserelin wurde als Nasenspray in einer Tagesdosis von 900 µg, aufgeteilt in 3 × 2 Hübe, verabreicht. Am Ende der Behandlung konnte bei 44,1% der behandelten Frauen keine Endometriose mehr nachgewiesen werden. Bei Persistenz der Endometriose war aber auch eine ausgeprägte Besserung des nach dem revidierten AFS-Score klassifizierten Befundes zu verzeichnen.

Die subjektiven Beschwerden wie Unterleibsschmerzen, Dyspareunie und Tastschmerz bei der vaginalen Untersuchung gingen während der Therapie deutlich zurück. Die Buserelin-Behandlung führte zu einer drastischen Senkung des Serum-Östradiol-Spiegels, die in den meisten Fällen eine Amenorrhoe bewirkte. Die Gonadotropin-Werte, gemessen mit einem konventionellen RIA-Kit, fallen zwar leicht ab, verbleiben aber vermeintlich im normogonadotropen Bereich. Anhand von Paralleluntersuchungen mit einem IRMA-Testverfahren, welches für LH eher der biologischen Wirksamkeit entsprechende Ergebnisse erbringt, konnte aber der hypogonadotrope Zustand aufgezeigt werden. Die unter Buserelin-Behandlung aufgetretenen Nebenwirkungen können als Ausdruck des hypöstrogenen Zustandes interpretiert werden.

Da die Erfolgsaussichten der medikamentösen Endometriose-Therapie mit Buserelin in starkem Maße von der Dauer des Beschwerdebildes abhingen, muß gefordert werden, daß bei auf Endometriose hinweisenden Beschwerden umgehend eine Diagnosesicherung erreicht wird, so daß eine adäquate Therapie rechtzeitig eingeleitet werden kann.

Einleitung

Endometriose, definiert als das Vorhandensein von endometrialen Drüsen und Stroma in extrauterinen Lokalisationen, wird heute bei der geschlechtsreifen

Endometriose – neue Therapiemöglichkeiten durch Buserelin

Frau immer häufiger beobachtet und wird als die am meisten verbreitete, gutartige gynäkologische Erkrankung der Frau während ihrer reproduktiven Phase bezeichnet [3]. Sie wird bei 30% steriler Patientinnen gefunden [9] und stellt somit eine Hauptursache der Sterilität dar. Weiterhin ist sie oftmals verantwortlich für ein komplexes Beschwerdebild der menstruierenden Frau, wie Unterleibsschmerzen, Dysmenorrhoe – dabei typischerweise der prämenstruelle Schmerz – und Dyspareunie.

In den letzten 20 Jahren gab es zwei grundlegende Veränderungen in Diagnostik und Therapie der Endometriose. Einmal die Einführung der Laparoskopie in der Diagnostik der Sterilität. Dadurch werden immer häufiger auch asymptomatische Verlaufsformen der Endometriose entdeckt. Desweiteren in der Therapie die Anwendung von Hormonen wie Gestagene, Androgene, Androgenderivate und schließlich Gn-RH-Agonisten.

Da die Endometriose nach Ovarektomie oder in der Menopause sich zurückbildet, ist die Induktion eines reversiblen, hypöstrogenen Zustandes mit gleichzeitiger Ruhigstellung der Ovarien das Hauptziel dieser nicht-chirurgischen Behandlungsformen. Dieser hypöstrogene Zustand wird durch die Applikation des Gn-RH-Agonisten Buserelin erreicht.

Patientinnen und Methode

In dieser Studie sind bis heute 107 Patientinnen mit Endometriose erfaßt. Vor Therapiebeginn wurde mittels einer Biopsie die histologische Sicherung der Diagnose durchgeführt. Die Klassifizierung wurde nach dem revidierten AFS-Score für Endometrioseherde und Adhäsionen [1] vorgenommen.

Die Frauen waren bei Diagnosestellung durchschnittlich 31 Jahre alt. 89 gaben einen regelmäßigen Zyklus an, und die Menarche war durchschnittlich mit 13 Jahren eingetreten. 34 Patientinnen waren vor Therapiebeginn ein- bis viermal schwanger. In 42 Fällen war eine Therapie der Endometriose schon vorausgegangen, siebzehnmal als Operation, zweiundzwanzigmal mit Danazol und dreimal mit Gestagenen.

Kinderwunsch bestand bei 53 Frauen. 74 gaben Beschwerden an, die auf die Endometriose zurückzuführen waren. Diese bestanden im Durchschnitt schon fast 3 Jahre. Das durchschnittliche Gewicht betrug vor Behandlung 61,3 kg und nach Behandlung 61,4 kg. Auch bezüglich der Blutdruckwerte von 115/80 bzw. 108/75 mmHg sind keine wesentlichen Änderungen unter der Therapie eingetreten.

Die medikamentöse Endometriosebehandlung mit intranasaler Applikation von 900 µg Buserelin (3 × 2 Hübe à 150 µg im Abstand von 8 Stunden) wurde im allgemeinen am 1. Tag der nächsten Regelblutung begonnen und über den

Zeitraum von 6 Monaten durchgeführt. Innerhalb des ersten Behandlungsmonates wurden die Frauen wöchentlich und dann monatlich zu Kontrolluntersuchungen einbestellt. Neben einer allgemeinen körperlichen Untersuchung und der Blutabnahme für Hormonbestimmungen wurden die Frauen über mögliche Nebenwirkungen befragt. Am Ende der Behandlung wurde erneut eine Kontrolle des Endometriosebefundes mittels Laparoskopie oder Laparotomie bzw. durch eine kolposkopische Untersuchung durchgeführt. Weiter bestehende Endometriose wurde, wiederum nach histologischer Sicherung, ebenfalls nach dem AFS-Score klassifiziert.

Stadien und Scores

Aufgrund der vor Therapiebeginn durchgeführten, oben genannten diagnostischen Maßnahmen ergab sich folgende Stadieneinteilung (s. Tabelle 1a): in Stadium I 68 Patientinnen, mit einer durchschnittlichen Punktzahl nach dem

Tabelle 1 Stadien und Punktezahlen nach dem AFS-Score (Erläuterungen im Text)

a) Allgemein

Stadium vor Therapie	n	Stadium nach Therapie	n
		0	45
I	68	I	41
II	22	II	9
III	9	III	4
IV	2	IV	1
sonst.	6	sonst.	2
		Abbrecher	5

b) Persistenz der Endometriose

Stadium	Score vor Therapie	Score nach Therapie
I	2,5	1,8
II	8,7	5,3
III	26,5	14,0
IV	50,0	24,0
gesamt	8,9	5,1

AFS-Score von 2,4, in Stadium II 22 Patientinnen (8,7), in Stadium III 9 Patientinnen (24,8) und in Stadium IV 2 Patientinnen mit einem Score von 53 bzw. 47 Punkten. Bei 6 weiteren Patientinnen fanden sich die Endometrioseherde in der Scheide bzw. an der Portio.

Nach Abschluß der Therapie konnte bei den dann durchgeführten Kontrolluntersuchungen in 41 Fällen keine Endometriose intraperitoneal mehr nachgewiesen werden. Weitere 41 Patientinnen wurden mit einer durchschnittlichen Punktzahl von 2,1 in Stadium I eingruppiert, 9 in Stadium II (8,4), 4 in Stadium III (18,8) und eine Patientin verblieb in Stadium IV mit 42 von 47 Punkten. Die Endometrioseherde in der Vagina und an der Portio waren in vier von den sechs Fällen ebenfalls nicht mehr nachweisbar. 5 Patientinnen hatten die Therapie wegen subjektiv nicht mehr tolerabler Nebenwirkungen vor Durchführung der Abschlußuntersuchungen abgebrochen.

Die Gesamtheilungsrate beträgt somit 44,1%. Um zu ermessen, ob und inwieweit die Buserelin-Therapie den Patientinnen, bei denen die Endometriose intraperitoneal persistierte, zu einer Besserung führte, wurden die Scores bei dieser Gruppe gesondert betrachtet. Dabei betrug der durchschnittliche Score aller vor Behandlungsbeginn 8,9 und am Ende 5,1. Im einzelnen (Tabelle 1b) ergab sich in Stadium I eine Senkung von 2,5 auf 1,8 Punkte, in Stadium II von 8,7 auf 5,3, in Stadium III von 26,5 auf 14 und in Stadium IV von 50 auf 24 Punkte. Aus diesen Zahlen ist somit ersichtlich, daß die Buserelin-Therapie, auch wenn sie keine Restitutio ad integrum erbracht hat, doch zu einer deutlichen Besserung des Endometriosegeschehens führte.

Eine weitere Betrachtung galt der Frage, ob die Dauer der beklagten Beschwerden sich auch im Ausmaß der Endometriose widerspiegelt und die Prognose durch die Buserelin-Therapie beeinflußt. 74 Patientinnen gaben bei der Anamneseerhebung Beschwerden an, die auf Endometriose schließen lassen konnten. Diese Beschwerden bestanden im Durchschnitt seit mehr als 35 Monaten. Unterscheidet man nun die Patientinnen, bei denen diese Beschwerden erst seit maximal einem Jahr von denen, wo diese seit mehr als einem Jahr bestanden haben, so sieht man in der ersten Gruppe unter der Therapie eine Senkung der Punktzahl von 6,1 auf 1,8. Bei der anderen Gruppe fand sich bei einem fast gleichen Ausgangswert von 6,2 nur eine Senkung auf 3,3 Punkte. Noch ausgeprägter sind die Unterschiede bei den Frauen, bei denen die Therapie nicht zu einer vollständigen Heilung führte. In der „Ein-Jahres-Gruppe" ergab sich ein Ausgangs-Score von 9,2 Punkten, der auf 3,3 Punkte gesenkt werden konnte. In der anderen Gruppe lag der Ausgangs-Score mit 8,5 Punkten sogar etwas niedriger, konnte aber durch die Therapie nur auf 5,6 Punkte gesenkt werden. Da es sich bei der Endometriose um eine zwar benigne, aber doch progressive Erkrankung handelt, muß auch aufgrund dieser Zahlen betont werden, daß, tritt eine auf Endometriose deutende Symptomatik auf, frühzeitig die notwendigen diagnostischen Maßnahmen durchzuführen sind. Werden diese Frauen erst nach längerer Zeit, z. B. im Rahmen einer späteren Sterilitätsproblematik, einer adäquaten Diagnostik und Therapie zugeführt, so ist die Prognose schon deutlich eingeschränkt.

Subjektive Beschwerden

59 (52,9%) Frauen klagten vor Behandlungsbeginn über Unterleibsschmerzen. Bei 55 (51,4%) fand sich bei der gynäkologischen Untersuchung ein Tastschmerz im kleinen Becken, und 40 (37,4%) gaben Dyspareunie an (Abb. 1).

Am Behandlungsende gaben nur noch 16 (15,8%) Frauen einen Tastschmerz, 15 (14,9%) Unterleibsschmerzen und nur 2 (2,0%) Dyspareunie an. Es kann somit festgestellt werden, daß es unter der Buserelin-Therapie zu einem deutlichen Rückgang der genannten subjektiven Beschwerden kam.

Die Aussichten einer Frau, durch diese Behandlung beschwerdefrei zu werden, hängen aber, wie zu erwarten war, eindeutig vom Ausgangsbefund ab. Bei den Patientinnen, die vor und nach Therapie über eines der genannten Symptome klagten, lag der Score vor der Buserelin-Gabe bei 13,5 Punkten, und bei durch die medikamentöse Behandlung beschwerdefrei gewordenen Frauen um zwei Drittel niedriger bei 4,5 Punkten. Noch größer wird der Unterschied am Ende

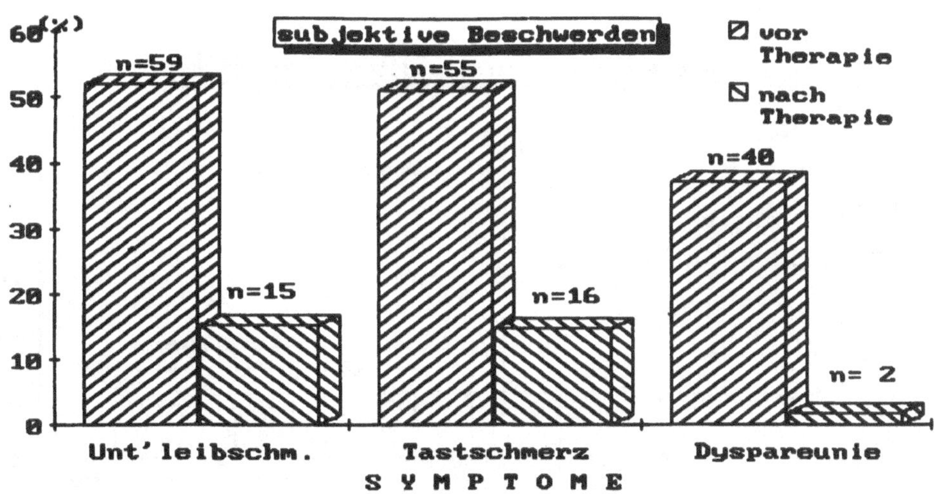

Abb. 1 Häufigkeit der klinischen Symptome wie Unterleibsschmerzen, Tastschmerz bei der vaginalen Untersuchung und Dyspareunie, vor und am Ende der Buserelin-Therapie

der Behandlung. Da betrug der Score in der ersten Gruppe 7,9 und in der zweiten nur noch 1,5 Punkte. Auch hierbei mag sicherlich die Dauer der Beschwerden und somit der progrediente Charakter der Endometriose eine wichtige Rolle spielen.

Hormone

Serum-Östradiol-Spiegel und Blutungen

Ziel der Therapie ist es – wie bei den anderen hormonellen Behandlungsformen der Endometriose [10] –, einen hypöstrogenen Zustand zu erreichen. Dieser kann durch die Bestimmung des Serum-Östradiol-(E2)-Spiegels erfaßt werden. Als äußerliches Zeichen der Senkung des Serum-E2-Spiegels wird der Rückgang der uterinen Blutungsfrequenz, bis hin zur Amenorrhoe, herangezogen. Wie aus Abbildung 2 ersichtlich, verläuft der Abfall der Blutungsfrequenz kongruent zur Senkung des Serum-E2-Spiegels. So fiel der E2-Mittelwert innerhalb der ersten 4 Behandlungswochen von 134,1 auf 55,7 pg/ml und schwankt in den letzten 4 Behandlungsmonaten um 35 pg/ml. Der E2-Medianwert liegt mit Werten zwischen 74 und minimal 18,4 pg/ml im 4. Behandlungsmonat noch deutlich tiefer, da bei einigen Frauen keine ausreichende Suppression der E2-Produktion zu verzeichnen war. Fast 30% der Frauen gaben innerhalb des ersten Behandlungsmonates noch vaginale Blutungen an, im zweiten nur noch 9% und im letzten nur noch 4%.

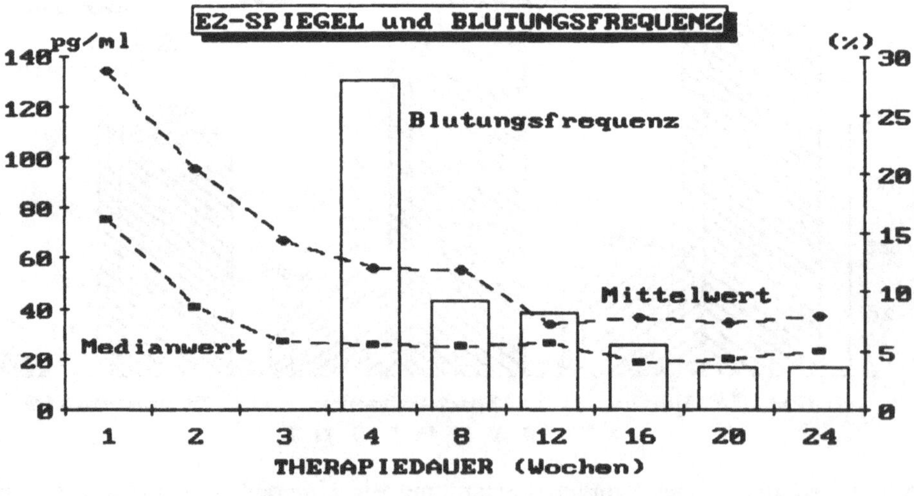

Abb. 2 Veränderungen des Serum-Östradiol-Spiegels und Abnahme der uterinen Blutungsfrequenz unter der Therapie mit Buserelin

Gonadotropine

Wie von anderen Autoren [2, 11, 12] und uns selbst [17] früher schon berichtet, fanden wir bei der radioimmunologischen Bestimmung der Serum-LH- und -FSH-Werte keinen signifikanten Abfall unter der Gn-RH-Analogon-Therapie. Es kam zwar zu einem leichten Absinken der Werte, das bei LH ausgeprägter war als bei FSH, die Werte lagen aber weiterhin im normogonadotropen Bereich der Follikelphase (Abb. 3). Unter der Applikation eines der Gn-RH-Analoga kommt es aber, wie der Abfall des Serum-E2-Spiegels zeigt, zu einer erheblichen Suppression der gonadalen Funktion. Diese zunächst paradox erscheinende Tatsache erfährt in der Durchführung von LH- bzw. FSH-Bioassays eine Erklärung. So kommt es zwar zu einem drastischen Abfall der biologisch wirksamen Gonadotropin-Konzentrationen, chromatographische Untersuchungen weisen aber die Existenz von LH- bzw. FSH-ähnlichen Substanzen, auf die die herkömmlichen polyklonalen RIA-Kits reagieren, im Serum mit Gn-RH-Analoga behandelter Frauen nach [2, 7, 8, 11, 12, 13].

Ein neuer, mit einem monoklonalen Antikörper („IRMA") ausgerüsteten Radioimmunoassay-Kit (LH-MAIAclone der Firma Serono-Diagnostik GmbH) scheint zumindest nur die biologisch-wirksame LH-Konzentration aufzuzeigen [16]. Bei 44 nach unterschiedlicher Therapiedauer gewonnenen Serumproben von unseren Patienten, die mit Buserelin behandelt wurden, ergab sich in der LH-Bestimmung mit dem konventionellen RIA-Kit ein Mittelwert von 18,2 mIU/ml. Parallel dazu, mit dem LH-MAIAclone gemessen, fanden wir auch

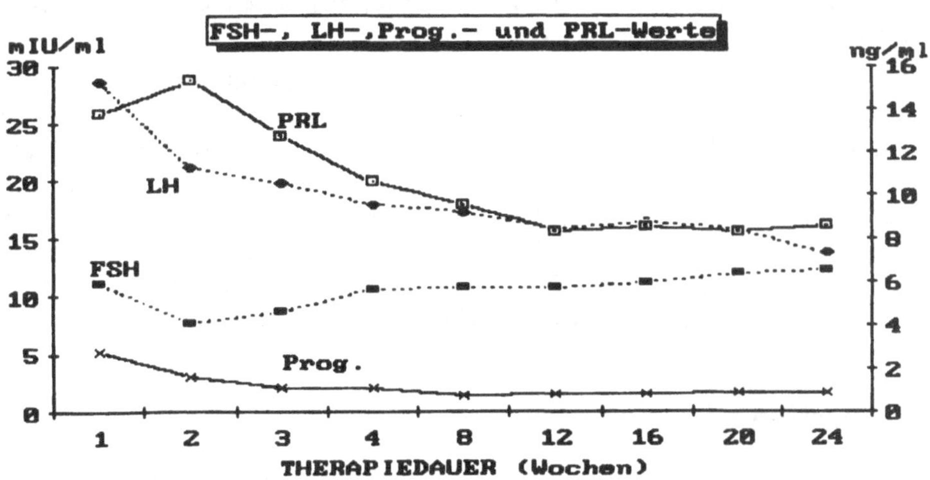

Abb. 3 Verlauf der Serum-Spiegel von FSH, LH, Progesteron und Prolaktin unter der Therapie mit Buserelin

nach Berücksichtigung der verschiedenen Standards nur einen Wert von 4,5 mIU/ml. Mit diesen Messungen läßt sich die Diskrepanz zwischen den konventionell gemessenen Gonadotropinspiegeln und der gonadalen Suppression unter der sechsmonatigen Buserelin-Therapie aufklären.

Progesteron- und Prolaktin-Werte

Der Verlauf der Serum-Progesteron- und -Prolaktin-Werte ist ebenso in Abbildung 3 dargestellt. Der mittlere Progesteron-Wert sinkt in den ersten 4 Wochen, in denen noch Einzelwerte von mehr als 4 ng/ml gefunden wurden, auf ein Niveau von 1 ng/ml ab und hält sich während der folgenden 5 Monate bei Werten um 0,8 ng/ml. Ovulationen bzw. Einzelwerte von $\geq$ 4 ng/ml wurden in dieser Zeitspanne nicht mehr beobachtet. Der Prolaktin-Verlauf zeigt, wie erwartet, ein leichtes Absinken von anfänglich 13,8 auf 8,6 ng/ml am Ende der Behandlung.

Nebenwirkungen

Die unter der Buserelin-Therapie beobachteten Nebenwirkungen können insgesamt als Ausdruck des hypöstrogenen Zustandes interpretiert werden. Am häufigsten wurde von 86 Frauen, entsprechend 80,4%, über Hitzewallungen geklagt. Kopfschmerzen traten bei 43 Patientinnen (40,2%) auf und Schlafstörungen bei 41 (38,3%). Trockenheit der Scheide, mit und ohne Libidoverlust, wurde von 37 Frauen (34,6%) genannt, Übelkeit und Bauchschmerzen von 25 (23,4%) bzw. 18 (16,0%). 7 Patientinnen (6,5%) beklagten während der Therapie ausgeprägte depressive Zustände.

Das oft geäußerte Vorurteil gegenüber „Hormonbehandlungen“, nämlich einer unerwünschten Gewichtszunahme, konnte widerlegt werden. Wie schon genannt, betrug das durchschnittliche Gewicht vor Behandlung 61,3 kg und danach 61,4 kg. Lediglich bei 3 Frauen konnte eine Gewichtszunahme um mehr als 3 kg unter der Therapie beobachtet werden. Das durchschnittliche Gewicht stieg dabei von 61,3 auf 71,2 kg. Demgegenüber stehen 6 Patientinnen, bei denen es in dieser Zeit zu einer Gewichtsreduktion von mehr als 3 kg kam, wobei das Durchschnittsgewicht von 68,8 auf 60,2 kg fiel.

Diskussion

Neben Gestagenen und Androgenderivaten stellen die Gn-RH-Analoga heute eine gute Alternative in der medikamentösen Behandlung der Endometriose dar.

Anhand der von uns bisher ausgewerteten Verläufe von 107 Patientinnen, die mit der intranasalen Applikation von 900 µg Buserelin täglich, aufgeteilt auf 3 Einzeldosen à 300 µg im Abstand von 8 Stunden, behandelt wurden, ergab sich zwar nur eine Gesamtheilungsrate von 44,1%. Es konnte aber gezeigt werden, daß auch bei nicht vollständiger Heilung die Buserelin-Behandlung zu einer deutlichen Besserung des Endometriosebildes führte. Die hohe Persistenzrate ist sicherlich auch mit der fast systematischen Durchführung von Re-Biopsien bei der Kontrolluntersuchung am Ende der Behandlung zu begründen, wobei die Vorbefunde (OP-Bericht, Aufzeichnungen nach dem AFS-Formblatt) immer bekannt waren. Dafür spricht die außerordentlich hohe Zahl von 41 Patientinnen (42,7%) mit intraperitonealer Endometriose, die zum Abschluß der Therapie in das Stadium I eingruppiert wurden. Mikroskopische Endometriose wurde in 25% von an normal erscheinendem Peritoneum gewonnenen Biopsien beschrieben [4, 14] und kann nur durch systematische Biopsien gefunden werden [5]. Die Behandlung mit Buserelin führte zu einem endokrinen Zustand, der mit dem der Präpubertät verglichen werden kann [18]. Es kam zu einer deutlichen Senkung der Serum-Östradiol-Spiegel, was als ein Hauptziel der medikamentösen Behandlung angesehen wird [10].

Bei der Endometriose handelt es sich um progredientes Geschehen. Anhand des Vergleichs der Endometriose-Stadien vor und nach Therapie in Abhängigkeit der Dauer der auf Endometriose zurückzuführenden Beschwerden konnte die Bedeutung der frühen Diagnose und Therapie aufgezeichnet werden. Wie wichtig die Durchführung einer konsequenten Therapie auch bei geringem Befund ist, zeigten Walz et al. [19]: Bei 10% der Patientinnen, bei denen im Rahmen eines operativen Eingriffs Endometriose als Nebenbefund und vermeintlich als nicht-therapiebedürftig eingestuft wurde, fand sich dann 15 bis 24 Monate später der ausgedehnte Befund einer konglobierten Adnexendometriose, der umfangreicher Behandlung bedurfte. Da die Endometriosehäufigkeit zuzunehmen scheint – Bullock [6] beschrieb schon 1974 in 50% der Fälle von therapieresistenter Dysmenorrhoe bei Frauen unter 20 Jahren eine Endometriose –, ist deshalb zu fordern, daß in der Praxis ein konsequentes „Endometriose-Screening“ durchgeführt und auf der Basis eines Symptomen-Scores schon in frühen Stadien die Diagnosesicherung erreicht wird [15], so daß eine adäquate Therapie rechtzeitig eingeleitet werden kann.

Literatur

[1] American Fertility Society: Revised American Fertility Society Classification of Endometriosis: 1985. Fertil. Steril. *43* (1985) 351–352.

[2] Bouchard, P., E. Garcia: Comparison of the mechanisms of action of LHRH analogs and steroids in the treatment of endometriosis. Contr. Gynec. Obstet. *16* (1987) 260–265.

[3] Brosens, I. A., F. J. Cornillie, G. Vasquez: Etiology and pathophysiology of endometriosis. In: R. Rolland, D. R. Chadha, W. N. P. Willemsen (eds): Gonadotropin down-regulation in gynecological practice, p. 81–102. Alan R. Liss, Inc., New York 1986.

[4] Brosens, I. A.: Pelvic endometriosis: Current and future surgical techniques. Vorgetragen: 1. Congr. Intern. Soc. of Gynecological Endocrinology, Crans-Montana 1988.

[5] Bruhat, M. A., M. Canis, J. L. Pouly: Endometriosis 1986 – future research. Contr. Gynec. Obstet. *16* (1987) 374–381.

[6] Bullock, J. L., F. M. Massey, R. D. Gambrell: Symptomatic endometriosis in teenagers. Obstet. Gynecol. *43* (1974) 896–900.

[7] Chiang, R.-S., R. B. Barnes, D. Shoupe et al.: Dose-related changes in LH bioactivity with intranasal GnRH agonist administration. Contraception *32* (1985) 347–357.

[8] Dahl, K. D., T. A. Bicsak, A. J. W. Hsueh: Naturally occurring antihormones: Secretion of FSH antagonists by women treated with a GnRH analog. Science *239* (1988) 72–74.

[9] Dmowski, W. P., M. R. Cohen: Antigonadotropin (Danazol) in the treatment of endometriosis. Am. J. Obstet. Gynecol. *130* (1978) 41–48.

[10] Henzl, M. R., S. L. Corson, K. Moghissi et al.: Administration of nasal Nafarelin as compared with oral Danazol for endometriosis. New Engl. J. Med. *318* (1988) 485–489.

[11] Kessel, B., K. D. Dahl, R. R. Kazer et al.: The dependency of bioactive FSH secretion on Gonadotropin-Releasing hormone in hypogonadal and cycling women. J. Clin. Endocrinol. Metab. *64* (1987) 361–366.

[12] Lemay, A., R. Maheux, G. Quesnel et al.: LH-RH agonist treatment of endometriosis. Contr. Gynec. Obstet. *16* (1987) 247–253.

[13] Meldrum, D. R., Z. Tsao, S. E. Monroe et al.: Stimulation of LH fragments with reduced bioactivity following GnRH agonist administration in women. J. Clin. Endocrinol. Metab. *64* (1984) 755–757.

[14] Murphy, A. A., W. R. Green, D. Bobbie et al.: Unsuspected endometriosis documented by scanning electron microscopy in visually normal peritoneum. Fertil. Steril. *46* (1986) 522–524.

[15] Schindler, A. E.: Problematik der Endometriose. Endometriose *6* (1988) 3.

[16] Schoemaker, J., G. H. Mulder, H. v. Kessel et al.: The LH and FSH MAIAclone in clinical practice. Vorgetragen: Workshop on the use of monoclonal antibodies in the measurement of gonadotrophines, RIA '87, Rom 1987.

[17] Schumacher, T., K. Bühler, E. M. Schindler et al.: First experiences in treatment of endometriosis with the GnRH analogue Buserelin. Contr. Gynec. Obstet. *16* (1987) 153.

[18] Thomas, R. J.: New perspectives in hormonal therapy for endometriosis. Vorgetragen: 1. Congr. Intern. Soc. of Gynecological Endocrinology, Crans-Montana 1988.

[19] Walz, K. A., R. Callies, P. F. Tauber: Pelviskopisch-bioptisch diagnostizierte Endometriose – klinisch relevanter oder Nebenbefund? Vorgetragen: 92. Tagung der Nordwestdeutschen Gesellschaft für Gynäkologie und Geburtshilfe, Bad Pyrmont 1983.

Wirkung und Akzeptanz der Buserelin-Therapie bei Endometriose

U. Fuchs, M. Zwirner, E. Keller

Zusammenfassung

31 Frauen wurden im reproduktiven Alter an der Univ.-Frauenklinik Tübingen wegen Endometriose mit Buserelin in der Dosis von 3 × 300 µg/Tag über 6 Monate behandelt. Die Endometriose nahm gemessen am Implantat-Score signifikant durch die Therapie ab, ebenso nahmen die endometriosebedingten Symptome wie Dysmenorrhoe, Hypermenorrhoe, Menorrhagie, Schmerzen und Druckempfindlichkeit im kleinen Becken und abdominelle Symptome signifikant ab.

Als weitere Ergebnisse der Studie können festgehalten werden:

- Nach einer anfänglichen Zunahme von LH und Prolaktin erfolgte eine Suppression von FSH, LH, E_2, Progesteron und Prolaktin.
- Die Serumspiegel von Cholesterin, Triglyceride, GOT, GPT und Calcium änderten sich nicht signifikant.
- Gewicht und Blutdruck blieben ebenfalls durch die Buserelin-Therapie unbeeinflußt.
- Die Befindlichkeit änderte sich nur geringfügig. Hitzewallungen und Schweißausbrüche nahmen signifikant zu.
- Andere neurovegetative oder psychosomatische Körperreaktionen traten nicht verstärkt auf.
- In bezug auf die im FPI gemessenen Persönlichkeitseigenschaften waren ebenfalls keine signifikanten Einflüsse durch die Buserelin-Therapie festzustellen.
- In der bisherigen Nachbeobachtungsperiode betrug die Schwangerschaftsrate 31% und die Rezidivrate 6,5%.

Einleitung

Buserelin, ein Gn-RH-Analogon, hat sich als Therapeutikum zur Behandlung der Endometriose [2, 4, 5, 6, 7, 8, 9] durchgesetzt. Aufgabe der vorliegenden

Endometriose – neue Therapiemöglichkeiten durch Buserelin

Studie ist es, die Wirkung und Akzeptanz der Buserelin-Therapie näher zu untersuchen.

Patientinnen und Methodik

An der Univ.-Frauenklinik Tübingen wurden in der Zeit von 1986–1988 31 Patientinnen im Alter zwischen 23 und 48 Jahren, der Altersmittelwert lag bei 33 Jahren, mit Buserelin in der Dosis von 3 × 300 μg/Tag intranasal appliziert über 6 Monate wegen Endometriose behandelt. Die Endometriose wurde laparoskopisch sowie bioptisch gesichert. Der Therapieeffekt in bezug auf die Endometriose wurde durch eine zweite Laparoskopie nach 6-monatiger Therapie anhand des AFS [1] und Implantatscores objektiviert. Die klinischen endometriosebedingten Symptome vor und nach Behandlung wurden auf einer 4-stufigen Skala erfaßt.

Zur Kontrolle der hormonellen und metabolischen Effekte wurde Blut vor, 2, 4, 8, 12, 16, 20 und 24 Wochen nach Therapiebeginn abgenommen. FSH, LH, E_2, Prolaktin und Progesteron wurden jeweils durch Radioimmunoassay bestimmt.

Das Ausmaß der Nebenwirkungen wurde in Relation zum körperlichen Befund zu Therapiebeginn beurteilt. Vor, 3 und 6 Monate nach Therapiebeginn erhielten die Patientinnen einen Fragebogen mit den aufgrund des E_2-Mangels zu erwartenden Körperreaktionen und mit den im Klimakterium häufig geklagten neurovegetativen und psychosomatischen Beschwerden.

Aus testtheoretischen Gründen waren einige Items umgekehrt gepolt. Die Patientinnen schätzten auf einer 4-stufigen Skala das jeweilige Befinden selbst ein. Ein über alle Wohlbefinden bzw. Beschwerden charakterisierende Items gebildeter und auf 100 normierter Summenscore wurde als Maß für die Akzeptanz gewählt. Zur Charakterisierung der untersuchten Frauen und zur Prüfung, ob die Buserelintherapie einen Effekt auf die Persönlichkeit hat, wurde vor, 3 und 6 Monate nach Therapiebeginn der FPI [3] eingesetzt.

Zur statistischen Prüfung wurden parametrische Prüfverfahren wie t-Test und einfache Varianzanalysen mit anschließendem Mittelwertsvergleich nach Tukey als auch nicht-parametrische Verfahren, wie der Kolmogoroff-Smirnoff-Test oder Chi-Quadrat-Test eingesetzt.

Ergebnisse

In 52% der Fälle wurde die diagnostische Laparoskopie zur Abklärung des Tubenfaktors bei Sterilität und in 48% wegen unklarer Unterbauchbeschwerden durchgeführt. 13% hatten bereits Kinder. 26% waren mit Lynestrenol, 19%

mit Danazol und 30% durch Operation vorbehandelt. Bei 10% der Patientinnen erfolgte die Buserelin-Therapie im Anschluß an eine operative Entfernung der Endometriose.

Therapieeffekt in bezug auf die Endometriose

Zu Therapiebeginn betrug der mittlere AFS-Score 7,3 und bei der 2. Laparoskopie nach 6-monatiger Buserelin-Therapie 3,5 (Tabelle 1). Der von den Adhäsionen bereinigte Implantatscore nahm signifikant von 3,6 auf 0,5 ab. Die Verteilung der Patientinnen in Abhängigkeit vom Stadium zeigt eine deutliche Verschiebung zu 0 oder niedrigeren Stadien (Tabelle 2).

Tabelle 1 AFS- und Implantat-Score vor und nach 6-monatiger Buserelin-Therapie

	AFS-Score $\bar{x} \pm SD$	Implantat-Score $\bar{x} \pm SD$
Therapiebeginn	7,3 ± 9,1	3,6 ± 2,4*
Therapieende	3,5 ± 6,5	0,5 ± 0,8*

* t-Test signifikant, $p < 0{,}05$

Tabelle 2 AFS-Klassifikation vor und nach 6-monatiger Buserelin-Therapie (angegeben sind absolute Häufigkeiten)

	AFS-Klassifikation der Endometriose				
Stadium	0	I	II	III	IV
Therapiebeginn	–	18	9	2	2
Therapieende	12	14	2	3	–

Endometriosebedingte Symptome vor und nach Buserelin-Therapie

Die klinischen Symptome wie Dysmenorrhoe, Hypermenorrhoe, Menorrhagie, Schmerzen und Druckempfindlichkeit im kleinen Becken und abdominelle Symptome nahmen signifikant durch die Buserelin-Therapie ab (Abb. 1).

Hormonsituation vor und während der 6-monatigen Buserelin-Therapie

Vor Therapie lagen FSH und LH im normogonadotropen Bereich (Abb. 2). FSH lag im unteren normogonadotropen Bereich von der 2.–24. Woche. LH lag von der 4.–24. Woche im unteren normogonadotropen Bereich. Der E_2-Spiegel erreichte nach 1 Monat den therapeutischen Bereich von $\leq$ 55 pg/ml.

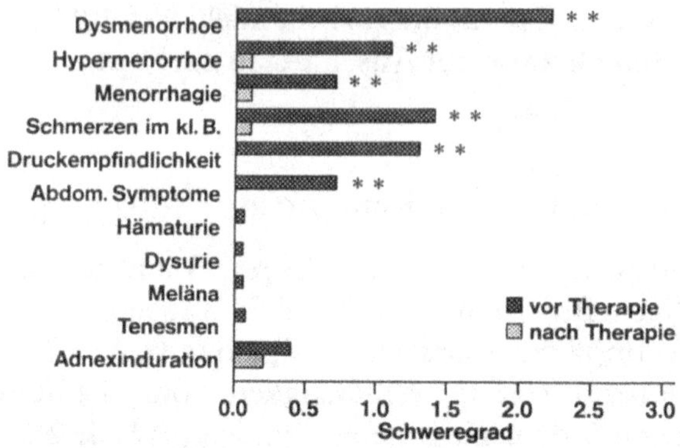

Abb. 1 Symptome vor und nach Buserelin-Therapie (** signifikant, $p < 0{,}05$)

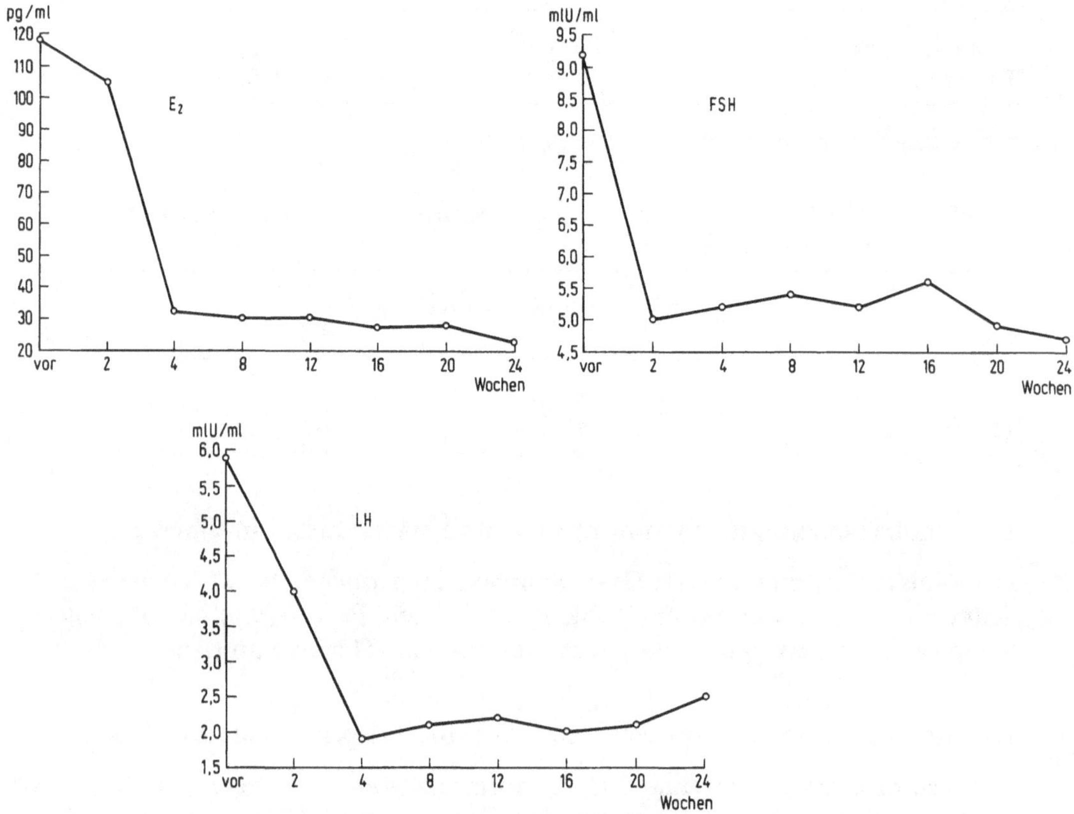

Abb. 2 Mittlere hormonelle Veränderung von FSH, LH und E_2 während der 6-monatigen Buserelin-Therapie ($n = 31$)

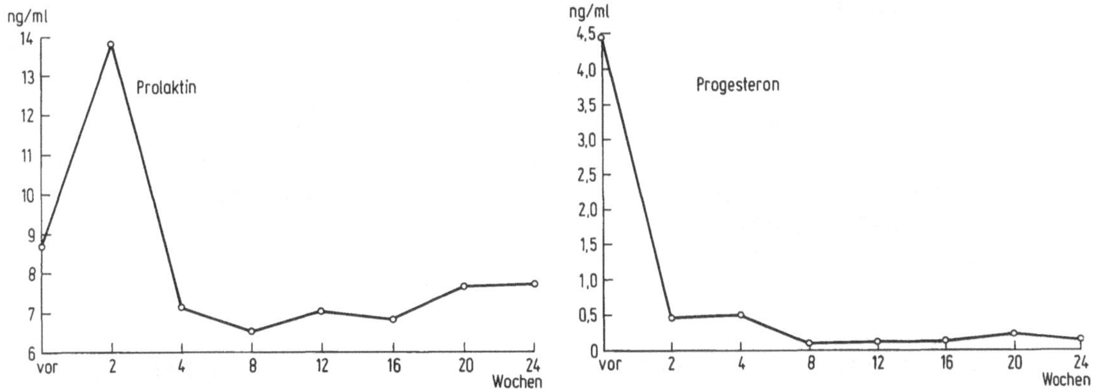

Abb. 3 Mittlere hormonelle Veränderung von Progesteron und Prolaktin während der 6-monatigen Buserelin-Therapie

Progesteron lag während der Buserelintherapie jeweils unter 0,5 ng/ml. Prolaktin stieg 2 Wochen nach Therapiebeginn innerhalb des Normbereiches an und schwankte im Mittel zwischen 6 und 8 ng/ml (Normbereich 5—15 ng/ml) (Abb. 3).

Metabolische Effekte der Buserelin-Therapie

In bezug auf Cholesterin, Triglyceride, GOT, GPT und Calcium konnten keine signifikanten Veränderungen durch die Therapie festgestellt werden (Tab. 3).

Tabelle 3 Metabolische Effekte der Buserelin-Therapie

	Therapiebeginn $\bar{x} \pm SD$	Therapieende $\bar{x} \pm SD$
Cholesterin (mg/dl)	199,2 ± 36,0	207,2 ± 93,3
Triglyceride (mg/dl)	94,5 ± 42,0	98,8 ± 62,4
GPT (IE/l)	13,7 ± 7,0	14,5 ± 6,5
Calcium (mval/l)	4,65 ± 0,3	4,75 ± 0,3

t-Test für abhängige Stichproben nicht signifikant (α 0,5) (n = 31)

Gewicht und RR unter der Buserelin-Therapie

Die Buserelin-Therapie hatte keinen Einfluß auf das Gewicht oder den systolischen bzw. diastolischen Blutdruck (Tabelle 4).

Tabelle 4 Gewicht und Blutdruckverhalten unter Buserelin-Therapie

	Therapiebeginn $\bar{x} \pm SD$	Therapieende $\bar{x} \pm SD$
Gewicht (kg)	58,8 ± 7,0	59,5 ± 7,2
Systolischer Blutdruck (mmHg)	114,7 ± 16,7	114,4 ± 16,7
Diastolischer Blutdruck (mmHg)	72,1 ± 8,8	72,5 ± 9,2

t-Test für abhängige Stichproben nicht signifikant (α 0,5)

Befindlichkeitsänderungen unter 6-monatiger Buserelin-Therapie

Von den erwarteten Körperreaktionen nahmen die Hitzewallungen und Schweißausbrüche während der Buserelin-Therapie signifikant zu. Veränderungen in bezug auf Libido, Dyspareunie, trockene Vagina, nachlassendes Brustspannen waren nicht signifikant (Abb. 4).

Bei den neurovegetativen Beschwerden wie Kopfschmerzen, Schwindel, Frieren, Abnahme der Leistungs- oder Merkfähigkeit waren ebenfalls keine signifikanten Veränderungen festzustellen (Abb. 5). In bezug auf Müdigkeit, Reizbarkeit, Nervosität, Ängstlichkeit, Schlaflosigkeit, Weinen müssen, unter Streß stehen, Ausgeglichenheit oder Angespanntsein ergaben sich ebenfalls keine signifikanten Unterschiede (Abb. 6). Die Androgenisierungserscheinungen blieben unbeeinflußt, ebenso andere oft im Klimakterium geklagte Beschwerden wie geschwollene Beine, Ödeme, Wadenkrämpfe, Ohrensausen, Gewichtszunahme, Appetit, Völlegefühl oder Verstopfung (Abb. 7).

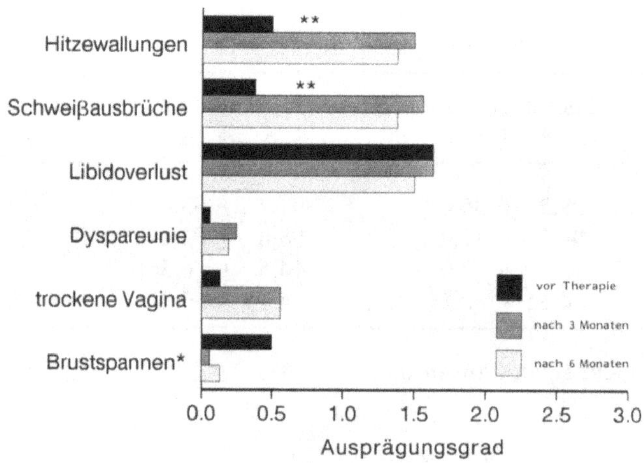

Abb. 4 Erwartete Körperreaktionen
* umgekehrt gepolt
** signifikant, $p < 0,05$

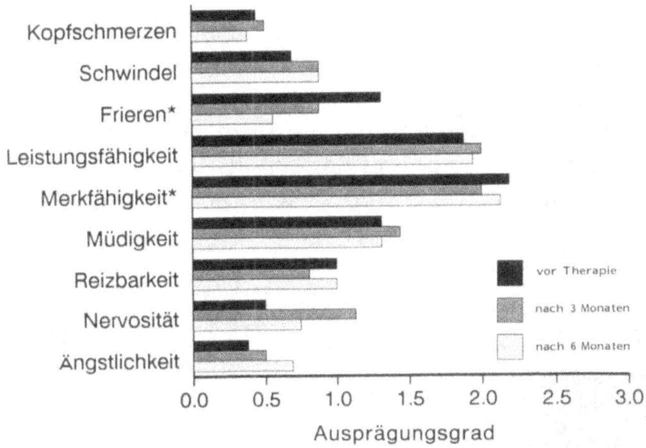

Abb. 5 Nebenwirkungen vor und während Buserelin-Therapie
* umgekehrt gepolt

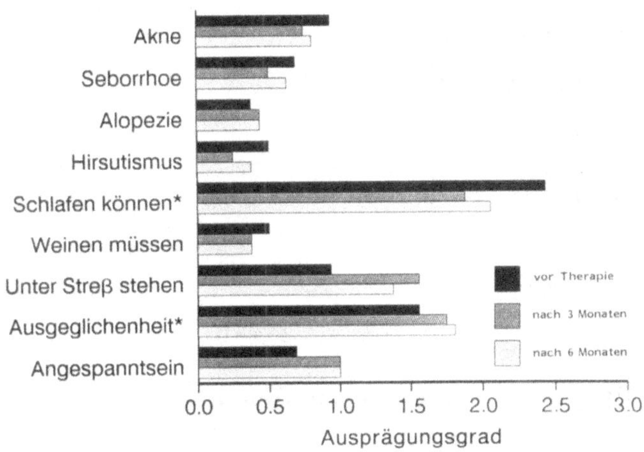

Abb. 6 Nebenwirkungen vor und während Buserelin-Therapie
* umgekehrt gepolt

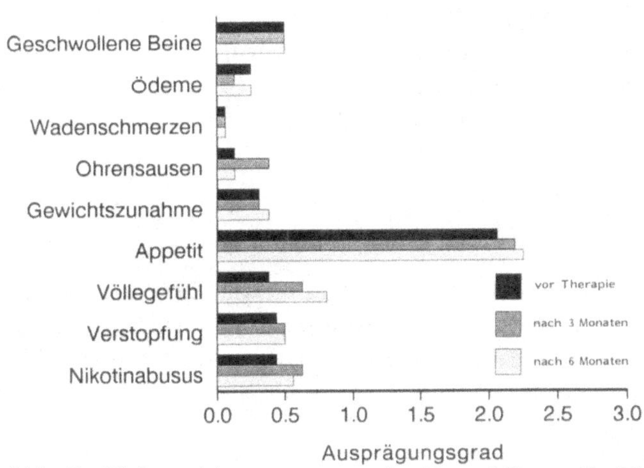

Abb. 7 Nebenwirkungen vor und während Buserelin-Therapie

Akzeptanz der Buserelin-Therapie

Ermittelt man das mittlere Wohlbefinden und die mittleren Beschwerden vor, 3 und 6 Monate nach Therapiebeginn, so nimmt das Wohlbefinden leicht, aber nicht signifikant ab, und die Beschwerden nehmen leicht, aber ebenfalls nicht signifikant zu (Abb. 8).

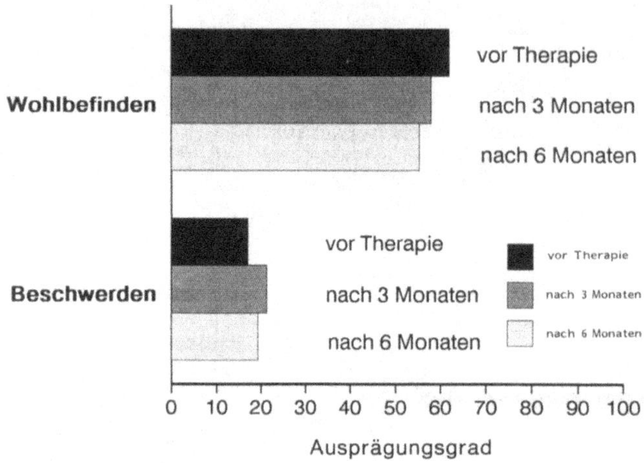

Abb. 8 Akzeptanz der Buserelin-Therapie

Veränderungen der im FPI gemessenen Eigenschaften unter 6-monatiger Buserelin-Therapie

Die untersuchten Patientinnen schildern sich vor der Therapie als wenig nervös, wenig aggressiv, beherrscht, zufrieden, selbstsicher, wenig depressiv, wenig reizbar, gesellig und gelassen. Durch die Buserelin-Therapie ergaben sich keine wesentlichen Veränderungen (Abb. 9). Auch nicht in bezug auf die relative Aggressivität, Dominanzstreben, Gehemmtheit, Offenheit, Introversion-Extraversion, emotionale Stabilität und Maskulinität (Abb. 10).

Nachbeobachtung

Der Nachbeobachtungszeitraum umfaßt 1–24 Monate. Alle 31 Patientinnen bekamen spontan innerhalb von 55 Tagen ihre Periode. 5 von 16 Frauen mit Kinderwunsch wurden bislang schwanger (= 31%). Die Rezidivrate der klinischen Symptomatik liegt bei 6,5%.

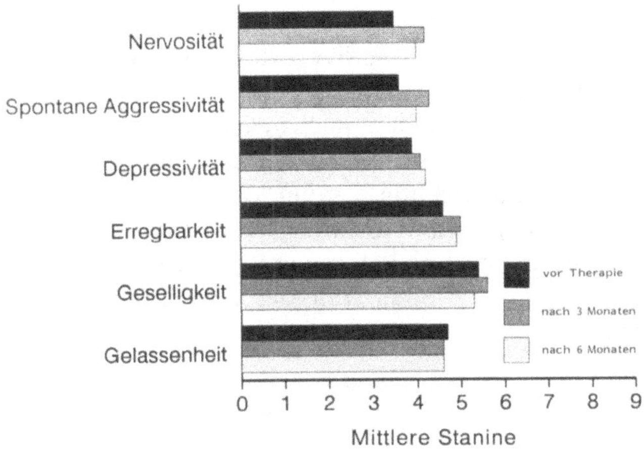

Abb. 9 Persönlichkeitsveränderungen unter Buserelin-Therapie

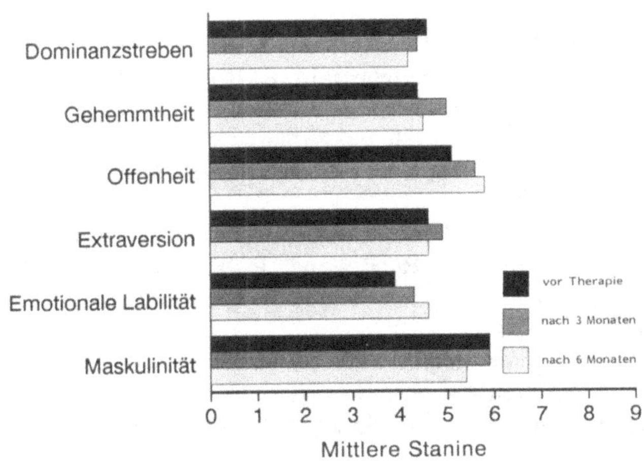

Abb. 10 Persönlichkeitsveränderungen unter Buserelin-Therapie

Diskussion

Durch Buserelin in der Dosis von 3 × 300 µg/die intranasal appliziert kommt es zur Down-Regulation der Hypothalamus-Hypophysen-Gonaden-Achse und zur signifikanten Abnahme der Endometriose, gemessen am Implantatscore. Der AFS-Score ist zur Beurteilung des Therapieeffektes weniger geeignet, da er auch die Adhäsionen mitberücksichtigt. Die in 61% der Fälle noch gefundene Restendometriose wurde koaguliert oder mit einer Therapieverlängerung um 3 Monate behandelt. Bei 2 Patientinnen wurde die Buserelin-Therapie vor der geplanten operativen Behandlung zur Verbesserung des Therapieerfolges durchgeführt. Ein erhöhtes Osteoporoserisiko, gemessen über den Serum-Calcium-Spiegel, konnte nicht nachgewiesen werden. Negative Effekte auf den Leberstoffwechsel, gemessen über GOT, GPT oder den Fettstoffwechsel, gemessen über Cholesterin und Triglyceride, ließen sich nicht nachweisen. Veränderungen in bezug auf Gewicht, Blutdruck und Androgenisierungserscheinungen waren nicht zu beobachten. Buserelin ist nebenwirkungsarm im Vergleich zu anderen Therapieformen. Die in der Literatur genannten Zahlen zu den beobachteten Nebenwirkungen schwanken beträchtlich. Eine Erfassung der Nebenwirkungen ist aber nur in Relation zum Ausgangsbefinden sinnvoll, was bislang in der Literatur vernachlässigt wurde.

Literatur

[1] American Fertility Society. Classification of endometriosis. Fertil. Steril. *32* (1979) 633–634.

[2] Circel, U., K.-W. Schweppe, H. Ochs et al.: Effect of LH-RH-Agonist therapy in the treatment of endometriosis (german experience). In: R. Rolland, D. R. Chadha, W. N. P. Willemsen (eds): Gonadotropin down regulation in gynecological practice, pp. 189–199. A. R. Liss inc., New York 1986.

[3] Fahrenberg, J., H. Selg, R. Hampel (Hrsg.): FPI – Freiburger Persönlichkeitsinventar. Hogrefe, Göttingen 1978.

[4] Jelley, R. Y., P. J. Magill: The effect of LH-RH-Agonist therapy in the treatment of endometriosis (english experience). In: R. Rolland, R. R. Chadha, W. N. P. Willemsen (eds): Gonadotropin down regulation in gynecological practice, pp. 227–238. A. R. Liss inc., New York 1986.

[5] Lemay, A., G. Quesnel: Potential new treatment of endometriosis: Reversible inhibition of pituitary ovarian function by chronic intranasal administration of a luteinizing hormone-releasing-hormone (LHRH) agonist. Fertil. Steril. *38* (1982) 376–379.

[6] Meldrum, D. R., R. J. Chang, J. Lu et al.: „Medical Oophorectomy" using a long acting GN-RH agonist, a possible new approach to the treatment of endometriosis. J. Clin. Endocrinol. Metab. *54* (1982) 1081–1083.

[7] Minaguchi, H., T. Uemura, K. Shirasu: Clinical study on finding optimal dose of a potent LH-RH agonist (buserelin) for the treatment of endometriosis. Multicenter trial in Japan. In: R. Rolland, D. R. Chadha, W. N. P. Willemsen (eds): Gonadotropin down regulation in gynecological practice, pp. 211–225. A. R. Liss inc., New York 1986.

[8] Pring, D. W., M. Maresh, A. C. Fraser et al.: Luteinizing hormone releasing agonist in women with endometriosis. Br. Med. J. *287* (1983) 1718–1719.

[9] Shaw, R. W., H. M. Fraser, H. Boyle: Intranasal treatment with luteinizing hormone releasing hormone agonist in women with endometriosis. Br. Med. J. *287* (1983) 1667–1669.

Ergebnisse der Behandlung der Endometriose mit dem Gn-RH-Analogon Buserelin im Rahmen einer Multicenter-Studie

R. Koch

Zusammenfassung

21 Patientinnen im Alter zwischen 21 und 38 Jahren unterzogen sich von März 1986 bis April 1987 einer sechsmonatigen Buserelinbehandlung in einer Tagesdosierung von 900 Microgramm. Bei allen Patientinnen wurde die Diagnose per laparoskopiam oder per laparatomiam gestellt und nach 6 Monaten Behandlung eine Kontroll-Laparoskopie vorgenommen. Während der Behandlungszeit wurden monatlich Blutentnahmen für eine Reihe von Analysen nach einem vorgeschriebenen Prüfungsprotokoll durchgeführt. Nach Durchführung der Kontrollpelviskopie nach Abschluß der Behandlung wurden die Patientinnen noch mindestens 6 Monate klinisch kontrolliert. In 20 von 21 Fällen kam es zu einer Rückbildung der Endometrioseherde bis hin zum völligen Verschwinden der Herde. In einem Fall kam es zu einer Zunahme der Herde. Unter der Behandlung sanken die Serumöstradiolwerte auf das Niveau menopausaler Spiegel ab. Die Buserelinbehandlung zeigte keine negativen Auswirkungen auf Leberenzyme, Parameter des Fettstoffwechsels und andere Blutparameter. Das Medikament wurde von allen Patientinnen gut vertragen, zeigte im wesentlichen nur wirkungsbedingte Nebenwirkungen. In der Nachbeobachtungszeit wurden 5 Schwangerschaften erzielt und 2 Rezidive der Endometriose registriert.

Einleitung

Die Behandlung der Endometriose ist stadienabhängig und muß der individuellen Situation der Patientin angepaßt werden. Neben den operativen Möglichkeiten nehmen auch auf hormonellen Prinzipien beruhende Behandlungen einen breiten Raum ein [9]. Die bisher für diese Therapie verwendeten Gestagene und insbesondere das Ethisteronderivat Danazol wiesen jedoch neben ihrer Wirkung auf die Endometriose auch eine Reihe unerwünschter Nebenwirkungen auf.

Endometriose – neue Therapiemöglichkeiten durch Buserelin

Die Verwendung von Gn-RH-Analoga zur Herbeiführung eines hypoöstrogenen Zustandes wurde von verschiedenen Autoren untersucht [7]. Erste Ergebnisse bei der Behandlung der Endometriose wurden u. a. auch von Hart 1986 vorgestellt [4].

Zur Überprüfung der klinischen Wirksamkeit des Gn-RH-Analogons Buserelin haben wir im Rahmen einer multizentrischen Studie die Wirksamkeit der Behandlung überprüft. Die Ergebnisse sollen hier nun vorgestellt werden.

Patientinnen und Methodik

Von März 1986 bis April 1987 wurden 21 Patientinnen nach Sicherung der Diagnose Endometriosis genitalis externa per Laparoskopie oder per Laparotomie nach einem feststehenden Behandlungsprotokoll mit Buserelin über die Zeit von sechs Monaten behandelt. Alle Patientinnen wurden nach ausführlichem Gespräch über den Studiencharakter der Untersuchung aufgeklärt und gaben dazu ihr schriftliches Einverständnis. Die Kontrolle der Wirksamkeit erfolgte durch eine zweite Laparoskopie nach Ablauf der Behandlung. Die Applikation des Medikamentes erfolgte mit Hilfe eines Nasalsprays, die Dosierung betrug 900 Microgramm pro Tag, verabfolgt in 3 × 2 Sprühstößen. Die Behandlung wurde jeweils am ersten Zyklustag begonnen, in der ersten Behandlungswoche wurde die doppelte Menge des Präparates verabfolgt (6 × 2 Sprühstöße pro Tag). Vor Beginn der Behandlung wurde allen Patientinnen Blut entnommen, dabei wurden folgende Parameter untersucht: Prolaktin, LH, FSH, Östradiol und Progesteron. Desweiteren wurden bestimmt: Triglyceride, Cholesterin, HDL, LDL, SGOT, SGPT, Gamma-GT, LDH, Kreatinin, Harnstoff und Differentialblutbild. Diese Untersuchungen wurden nach sechsmonatiger Behandlung wiederholt. Die Patientinnen stellten sich anfangs in zweiwöchigen Abständen, später in monatlichen Abständen zur klinischen Kontrolle vor. Alle Patientinnen führten einen Blutungskalender und notierten die evtl. aufgetretenen Nebenwirkungen.

Das Durchschnittsalter der Patientinnen betrug 28 Jahre (21 bis 38). Als Indikationen zur Pelviskopie bzw. Laparotomie stand von 21 Patientinnen in zehn Fällen der unerfüllte Kinderwunsch, in vier Fällen sonographisch bzw. klinisch festgestellte Adnextumoren und in sieben Fällen rezidivierende Unterbauchschmerzen bzw. der klinische Verdacht auf Endometriose im Vordergrund. In 13 von 21 Fällen ging der Kinderwunsch zwischen ein und sechs Jahren voraus.

Ergebnisse

Von 21 Patientinnen wurden zwölf Patientinnen nach der ersten Pelviskopie als Stadium I nach Acosta [1] eingeteilt, fünf Patientinnen wurden als Stadium II beurteilt und vier weitere Patientinnen befanden sich präoperativ im Stadium III, postoperativ wurden sie dann dem Stadium I zugeteilt.

Nach Abschluß der Behandlung konnte bei 13 Patientinnen keine Endometriose mehr nachgewiesen werden. Bei weiteren sechs Patientinnen wurde zumindest ein Rückgang der Veränderungen festgestellt. Bei einer Patientin wurde eine Zunahme der Endometriose gesehen. Hier handelte es sich um eine vorausgegangene Laparotomie mit Zystenausschälung beidseits, postoperativ befanden sich nur minimale Endometriosereste disseminiert im Bauchraum verteilt. Bei einer Patientin war das Kontrollergebnis nicht sicher zu beurteilen, da sich kurz nach der ersten Pelviskopie eine endometriosebedingte Dünndarmperforation ereignet hatte, welche durch eine Längsschnittlaparotomie und Dünndarmteilresektion behandelt wurde. Aufgrund der postoperativ entstandenen Verwachsungen konnte nicht der komplette Bauchraum nach der Behandlung pelviskopisch inspiziert werden.

Nebenwirkungen

Hitzewallungen zeigten 19 von 21 Patientinnen nach dem zweiten Behandlungsmonat in unterschiedlicher Ausprägung. Zehn von 21 Patientinnen klagten über Kopfschmerzen in den ersten vier Wochen der Behandlung. Drei von 21 Patientinnen klagten über Trockenheit der Scheide und damit in Zusammenhang zu bringende Beschwerden. Sieben von 21 Patientinnen hatten nach dem ersten Behandlungsmonat eine vaginale Blutung, nur drei von ihnen hatten während der gesamten Behandlungsdauer wiederkehrende, wenige Tage andauernde Schmierblutungen. Eine Patientin davon auch über längere Zeit, die jedoch nach kurzfristiger Dosiserhöhung des Nasalsprays sistierte. Nur eine Patientin klagte über abdominale Beschwerden über die gesamte Behandlungsdauer, in diesem Fall zeigte sich als Ursache die bestehenden Adhäsionen nach Appendektomie, da bei dieser Patientin keine Endometriose mehr nachweisbar war. Auffällige Gewichtsschwankungen (über 2 kg) sowie Brust- oder Hautveränderungen wurden nicht beobachtet. Die Behandlung wurde von keiner Patientin vorzeitig abgebrochen, jedoch unterzogen sich zwei Patientinnen nicht mehr der zweiten Pelviskopie nach Ablauf der Behandlung.

Ergebnisse der Serumuntersuchungen

Die Serumkonzentrationen von Harnstoff, Kreatinin, Harnsäure, Gesamteiweiß sowie der Elektrolyte (Natrium, Kalium, Kalzium, Phosphat) veränderten sich prä- und posttherapeutisch nicht. Sie lagen zu den Bestimmungszeitpunkten jeweils innerhalb des Normbereiches.

Die Überprüfung des Leberstoffwechsels durch Bestimmung des Gesamtbilirubins sowie die Aktivitäten der Leberenzyme GOT, GPT, Gamma-GT, LDH und alkalische Phosphatase ergaben ebenfalls bezüglich keinem der Parameter Veränderungen vor und nach Behandlung (Abb. 1). Ein pathologischer Einzelwert trat nicht auf. Die Bestimmung der Fettstoffwechselparameter Triglyceride, Cholesterin, HDL und LDL ergab folgende Ergebnisse: Die Tryglyceride lagen jeweils im Normbereich, es ergab sich kein pathologischer Wert. Die Cholesterinwerte veränderten sich unter Behandlung nicht, allerdings lagen zwei Werte über dem obersten Grenzwert von 250 mg/dl. Diese Werte hatten jedoch vor Beginn der Behandlung bereits bestanden. Die LDL-Cholesterinwerte ließen keine signifikanten Veränderungen erkennen, jedoch zeigte sich bei den Werten für die HDL-Cholesterinkonzentrationen eine signifikante Erhöhung nach der Behandlung gegenüber den Ausgangswerten ($p < 0{,}001$ Wilcoxon-Test, Abb. 2). Bei allen Patienten lagen HDL-Cholesterinkonzentrationen über 35 mg/dl vor. Diese Ergebnisse decken sich sehr genau mit den von Cirkel et al. vorgelegten Ergebnissen [2] (Abb. 2).

Die Bestimmung des Serum-Östradiols zeigte nach dem ersten Behandlungsmonat noch eine große Schwankungsbreite mit Werten zwischen 21 und 200 pg/ml, nach zwei Behandlungsmonaten lagen bei fünf von 21 Patientinnen die Serum-Östradiolwerte über 55 pg/ml, nach vier Monaten noch bei zwei von 21

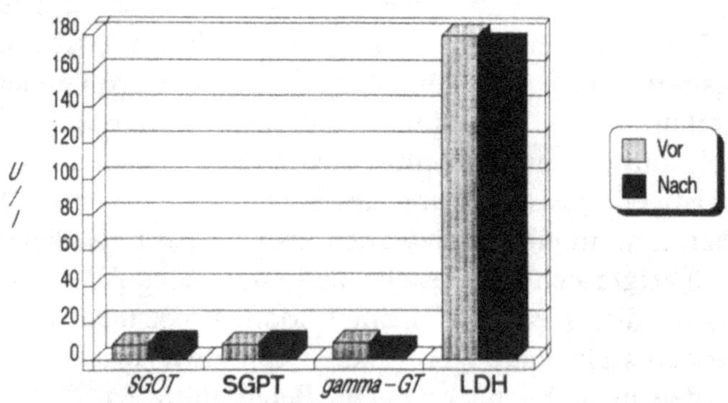

Abb. 1 Parameter des Leberstoffwechsels vor und nach sechsmonatiger Behandlung mit Buserelin

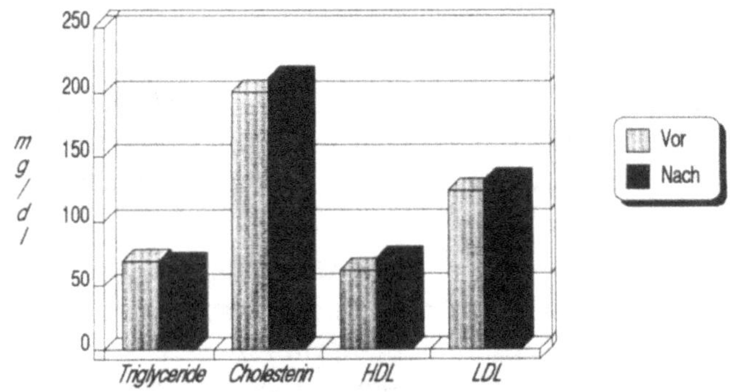

Abb. 2 Parameter des Fettstoffwechsels vor und nach sechsmonatiger Behandlung mit Buserelin

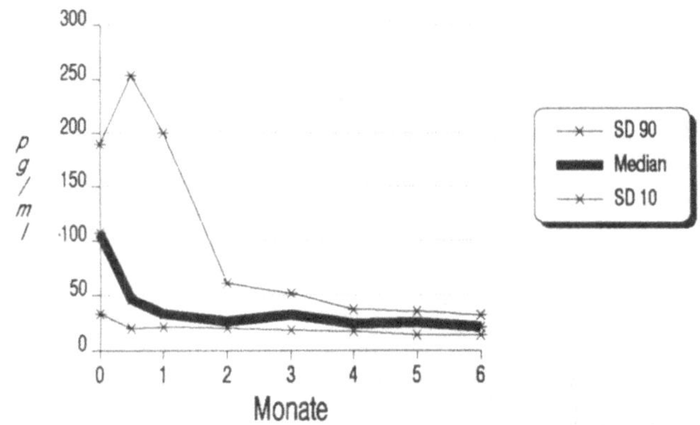

Abb. 3 Verlauf des 17-β-Östradiol unter Behandlung mit Buserelin

Patientinnen. Nach sechs Behandlungsmonaten wurde dieser Wert von keiner Patientin mehr erreicht oder überschritten. Die Serum-Östradiolwerte lagen dann zwischen 14 und 32 pg/ml (siehe Abb. 3). Entsprechendes gilt für die Progesteron-Bestimmung. Hier war ebenso eine kontinuierliche Abnahme des Medianwertes festzustellen, nach drei Behandlungsmonaten fiel nur bei einer Patientin eine Erhöhung auf einen postovulatorisch normalen Wert von 20,8 ng/ml auf. Im vierten bis sechsten Behandlungsmonat lag kein Progesteronwert über 3,1 ng/ml. Für die Gonadotropine LH und FSH ergaben sich keine auffälligen Veränderungen im Behandlungszeitraum, ebensowenig wie für Prolaktin. Hier wurde im Verlauf der sechs Monate ein geringfügiger Rückgang der Mittelwerte festgestellt. Der Unterschied ist jedoch nicht signifikant.

Nachbeobachtung

Von 21 behandelten Patientinnen wurden 19 in den nachfolgenden sechs Monaten beobachtet, einzelne Patientinnen, insbesondere Patientinnen mit unerfülltem Kinderwunsch auch darüberhinaus (die längste Beobachtungszeit betrug 18 Monate).

Bei 13 von 19 behandelten Patientinnen bestand Kinderwunsch, bei fünf von 13 Patientinnen ergaben sich zusätzlich andere Sterilitätsursachen, in drei Fällen ein ein- oder beidseitiger Tubenverschluß, in einem Fall ausgedehnte Verwachsungen nach Peritonitis und in einem weiteren Fall ein Uterus bicornis mit einseitigem Tubenverschluß. Insgesamt wurden in der Nachbeobachtungsperiode fünf Schwangerschaften registriert, eine Patientin abortierte in der 10. Schwangerschaftswoche, drei Kinder sind inzwischen geboren, eine Schwangerschaft befindet sich derzeit im dritten Trimenon. Allerdings wurden in der Nachbehandlungsperiode auch zwei Rezidive der Endometriose beobachtet, eine Patientin davon bereits drei Monate nach Behandlungsende, eine weitere sechs Monate nach Behandlungsende. Zwei Patientinnen mußten einer operativen Behandlung zugeführt werden. Von den fünf erzielten Schwangerschaften befanden sich vier Patientinnen im Stadium I nach AFS und eine davon in Stadium II.

Zusammenfassung

Die Behandlung mit dem LH-RH-Analogon Buserelin führte bei allen behandelten Patientinnen innerhalb von kurzer Zeit zur Suppression der Östrogensekretion, wenn auch nach individuell unterschiedlich langer Behandlungsdauer. Pelviskopisch ließ sich bei 18 von 19 Patientinnen ein Rückgang bis zum völligen Verschwinden der endometriosebedingten Veränderungen nachweisen, auf bestehende Verwachsungen hat die Behandlung, wie auch andere Therapieprinzipien, keinen Einfluß. Diese Ergebnisse decken sich mit denen von verschiedenen Untersuchern gemachten Beobachtungen [2, 5]. Da das schnelle Wiedereinsetzen der zyklischen Ovarialfunktion (drei bis zehn Wochen nach Absetzen des Medikamentes, im Mittel nach sechs Wochen) ergibt sich aus der bekannten Verweilzeit am hypophysären Rezeptor sowie über die Verstoffwechselung über Leber und Niere [8]. Allerdings begünstigt das Wiederauftreten der Ovarialfunktion auch das Vorkommen von Rezidiv-Endometriosen, welche in unserem Kollektiv in drei Fällen beobachtet und behandelt wurden. Vier von fünf innerhalb der Nachbeobachtungsperiode erzielten Schwangerschaften sprechen für eine Beteiligung der Endometriose an der Infertilität, wobei einzuschränken ist, daß vier Patientinnen sich im Stadium I nach AFS befanden, welches auch primär endoskopisch operativ angegangen werden kann. Durch unsere Untersuchungen ließ sich auch zeigen, daß durch die Behandlung mit Buserelin keine Veränderungen des Leber- und Fettstoffwechsels zu beobachten sind, wie sie früher von der Behandlung mit Gestagenen und Danazol bekannt waren [3, 6, 10, 11].

Literatur

[1] Acosta, A. A., V. C. Buttram, P. K. Besch et al.: A proposed classification of pelvic endometriosis. Obstet. Gynecol. *42* (1973) 19.

[2] Cirkel, U., K.-W. Schweppe, H. Ochs et al.: Metabolische Effekte und allgemeine Nebenwirkungen bei Endometriosebehandlung mit einem LHRH-Agonisten. Geburtsh. u. Frauenheilk. *47* (1987) 154–157.

[3] Cirkel, U., K.-W. Schweppe: Side-effects of medical treatment of endometriosis. A comparison of Danazol and LH-RH-analogue (Buserelin). In: Abstracts XIth World Congress of Gynecology and Obstetrics, Berlin (West). Archives of Gynecology *237* (1985) 307.

[4] Hardt, W., M. Schmidt-Gollwitzer, K. Schmidt-Gollwitzer et al.: Erste Ergebnisse bei der Behandlung der Endometriose mit dem LH-RH-Analogon Buserelin. Geburtsh. u. Frauenheilk. *46* (1986) 483–489.

[5] Lemay, A., R. Maheux, H. Faure et al.: Reversible hypogonadism induced by a luteinizing hormone releasing hormone (LH-RH) agonist (Buserelin) as a new therapeutic approach for endometriosis. Fertil. Steril. *41* (1984) 863.

[6] Luciano, A. A., K. S. Hauser, F. K. Zhapler et al.: Effects of Danazol on plasma lipid and lipoprotein levels in healthy women and in women with endometriosis. Am. J. Obstet. Gynecol. *145* (1983) 422.

[7] McLachlan, R. I., D. L. Healy, H. G. Burger: Klinical aspects of LHRH analogues in gynaecology: A review. British Journal of Obstetrics and Gynaecology *93* (1986) 431–454.

[8] Sandow, J., R. M. Clayton, H. Kuhl: Pharmacology of LH-RH and its analogues. In: P. G. Crosignani, B. L. Rubin (eds): Endocrinology of Human Infertility: New Aspects, p. 221. Academic Press, London 1981.

[9] Schweppe, K.-W.: Morphologie und Klinik der Endometriose. Schattauer, Stuttgart–New York 1984.

[10] Schweppe, K.-W., G. Assmann: Changes of plasma lipids and lipoprotein levels during Danazol treatment for endometriosis. Horm. Metabol. Res. *16* (1984) 593.

[11] Teichmann, A. T., H. Wieland, R. Cremer et al.: Lipoproteinveränderungen unter Lynestrenol und Danazol in der hormonellen Behandlung der Endometriose. Geburtsh. u. Frauenheilk. *44* (1984) 171.

Behandlung der Endometriose mit Buserelin: metabolische Effekte

U. Cirkel, H. Ochs, K.-W. Schweppe, H. P. G. Schneider

Zusammenfassung

Das Gn-RH-Analogon Buserelin wurde bei histologisch nachgewiesener Endometriose zur 6monatigen Therapie von 64 stoffwechselgesunden Patientinnen eingesetzt. Sowohl prätherapeutisch als auch nach 1, 3, 5 und 6 Monaten wurden neben einer körperlichen Untersuchung Blutbild, Gerinnung, Leber-, Nieren- und Lipidmetabolismus laborchemisch bestimmt. Ergänzt wurden diese Befunde durch Messung der Serumkonzentrationen von Testosteron, Dehydroepiandrosteron-Sulfat (DHEA-S), sex-hormone-binding-globulin (SHBG) und der den Knochenstoffwechsel beeinflussenden Hormone Parathormon und Calcitonin. Keiner der genannten Laborparameter wurde negativ beeinflußt. Vielmehr zeigte sich im Lipidmetabolismus eine Erhöhung der HDL-Cholesterin Fraktion, was zu einer Erniedrigung des LDL/HDL-Quotienten (atherogener Index) beitrug und als positiver Effekt zu werten ist. Buserelin ist somit weitgehend stoffwechselneutral und damit eine willkommene Alternative zu den bisher gebräuchlichen Steroiden in der Behandlung der Endometriose.

Einleitung

Die Erkrankung Endometriose ist an das Vorhandensein funktionstüchtiger Ovarien gebunden. Durch den neuen Therapieansatz der Gn-RH-Analoga wird über eine reversible Down-Regulation der hypophysär-ovariellen Achse ein hypoöstrogener Status induziert [3, 9, 11]. Da die bisher eingeführten endokrinen Therapieformen – Östrogen/Gestagen-Kombinationen, Gestagene, das Ethisteron-Derivat Danazol – zum Teil mit gravierenden metabolischen Nebenwirkungen verbunden waren, sollte durch eine prospektive Studie der Effekt des Gn-RH-Analogons Buserelin auf den Stoffwechsel von Endometriose-Patientinnen untersucht werden.

Endometriose – neue Therapiemöglichkeiten durch Buserelin

Patientinnen und Methodik

Im Zeitraum von Juli 1983 bis März 1987 wurden an der Universitäts-Frauenklinik Münster 64 Patientinnen wegen Endometriose mit dem Gn-RH-Analogon Buserelin behandelt. Das mittlere Lebensalter lag bei 28,9 Jahren. Grund der Diagnosestellung waren in 70,3% eine primäre oder sekundäre Sterilität und in 29,7% Beschwerden. Nachdem die Diagnose durch histologische Abklärung im Rahmen einer Pelviskopie oder Laparotomie gesichert wurde, stellten sich die Patientinnen in der auf die Operation folgenden Lutealphase ambulant vor. Sowohl präoperativ als auch bei der ambulanten Wiedervorstellung wurden durch die üblichen Labormethoden der Stoffwechsel der Patientinnen überprüft und zusätzliche Erkrankungen ausgeschlossen.

Im einzelnen wurden hierbei gemessen:

Blutbild und Gerinnung

Hämoglobin (Hb), Hämatokrit (Hk), Erythrozyten (Ery), Leukozyten (Leuko), Thrombozyten (Thromb), Thromboplastinzeit (Quick), partielle Thromboplastinzeit (PTT), Fibrinogen (Fibr).

Nieren- und Elektrolytstoffwechsel

Natrium (Na^+), Kalium (K^+), Kalzium (Ca^{++}), anorganisches Phosphat (PO_4^{3-}), Harnstoff (Hst-N), Kreatinin (Krea), Harnsäure (Harnsre), Gesamteiweiß.

Leberstoffwechsel

Gesamt-Bilirubin, GOT, GPT, LDH, γ GT, alkalische Phosphatase (AP).

Fettstoffwechsel

Cholesterin, Triglyzeride, HDL-Cholesterin, LDL-Cholesterin sowie der atherogene Index (LDL/HDL).

Ferner sollte durch radioimmunologische Meßmethoden der Einfluß von Buserelin auf den Androgen- und Knochenstoffwechsel bestimmt werden.

Es wurden im einzelnen gemessen:

Androgenstoffwechsel

Testosteron (Testo), DHEA-S, SHBG und der freie Androgen-Index (FAI: Testo/SHBG).

Knochenstoffwechsel

Calcitonin (Calc), Parathormon-Fragment C (PTH-C), Parathormon-Fragment MM (PTH-MM).

Nachdem die Patientinnen ausführlich aufgeklärt wurden und ihr Einverständnis zur Teilnahme an der klinischen Studie gegeben hatten, wurde am 1. Zyklustag mit der Behandlung begonnen. Intranasal wurden 900 mcg pro die Buserelin appliziert (3 × 2 Sprühstöße à 150 mcg) bei einer Therapiedauer von insgesamt 6 Monaten. In regelmäßigen Abständen – nach 1, 3 und 5 Monaten – stellten sich die Patientinnen ambulant vor, wobei wiederum neben einer allgemeinen Untersuchung die entsprechenden Laborkontrollen durchgeführt wurden. Die letzte Kontrolluntersuchung fand unmittelbar vor der zweiten Operation statt, in der der Therapieerfolg nach 6monatiger Buserelin-Medikation überprüft wurde.

Im Rahmen der statistischen Analysen wurden der Mittelwert $\bar{x}$ sowie SEM berechnet. Ergänzend hierzu wurden mit Hilfe des t-Testes für verbundene Stichproben die Veränderungen unter der Therapie auf ihre Signifikanz geprüft.

Ergebnisse

Vor und am Ende der 6monatigen Buserelin-Therapie wurde das Blutbild bestimmt (Tabelle 1). Dabei zeigten Erythrozyten, Leukozyten, Hämoglobin und Hämatokrit keine Abweichung von der Norm. Gleiches traf für die untersuchten Faktoren des Gerinnungssystems zu (Tabelle 2). Sowohl Thrombozyten als auch Fibrinogen blieben durch die Gn-RH-Analog-Therapie unbeeinflußt. Auch die Globalteste zur Erfassung des exogenen sowie endogenen Gerinnungssystems (Quick bzw. PTT) ließen keinerlei Auswirkungen der Buserelin-Medikation erkennen.

Tabelle 1 Blutbild-Veränderungen unter einer 6monatigen Buserelin-Therapie

	Normalwert	prätherapeutisch $\bar{x} \pm$ SEM	6 Monate Buserelin $\bar{x} \pm$ SEM
Hämoglobin (g/dl)	12,0–16,0	14,2 ± 0,2	14,2 ± 0,1
Hämatokrit (%)	37,0–47,0	41,6 ± 0,5	41,4 ± 0,5
Erythrozyten (Mio/µl)	3,9– 5,9	4,5 ± 0,1	4,7 ± 0,1
Leukozyten (Tsd/µl)	4,0–10,0	3,5 ± 0,5	3,2 ± 0,5

Tabelle 2 Veränderungen des Gerinnungsstatus unter einer 6monatigen Buserelin-Therapie

	Normalwert	prätherapeutisch $\bar{x} \pm$ SEM	6 Monate Buserelin $\bar{x} \pm$ SEM
Thrombozyten (Tsd/µl)	150–350	260 ± 10	261 ± 10
Quick (%)	70–100	95 ± 1	98 ± 1
PTT (sec)	30– 42	33 ± 1	34 ± 1
Fibrinogen (mg/dl)	200–450	240 ± 6	243 ± 8

Einen weiteren Schwerpunkt der Untersuchungen stellte die Überprüfung der Nierenfunktion dar (Abb. 1). Die Elektrolyte Na^+ und K^+ blieben im Normbereich unseres Labors, obschon Na^+ gegen Ende der Behandlung signifikant anstieg (141 ± 0,5 mmol/l, $p < 0{,}01$). Sowohl im Normalbereich des Labors als auch ohne signifikante Veränderungen blieben die Werte von Eiweiß, Harnstoff und Kreatinin. Der gemessene Harnsäurespiegel blieb zwar innerhalb der Norm von < 6 mg/dl, stieg aber gegen Ende der Therapie auf 3,9 mg/dl signifikant an ($p < 0{,}01$).

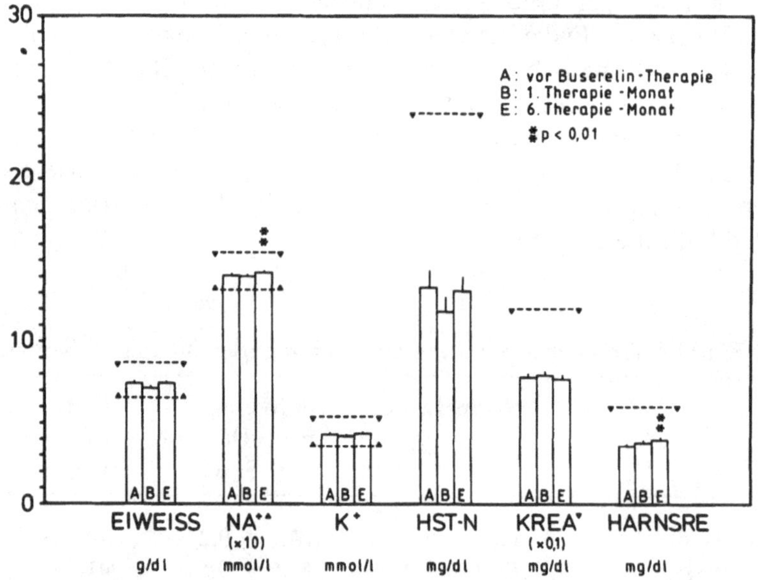

Abb. 1 Einfluß einer 6monatigen Buserelin-Therapie auf Parameter des Nierenstoffwechsels ($\bar{x} \pm$ SEM; ▲ – – – ▼: Normalwerte)

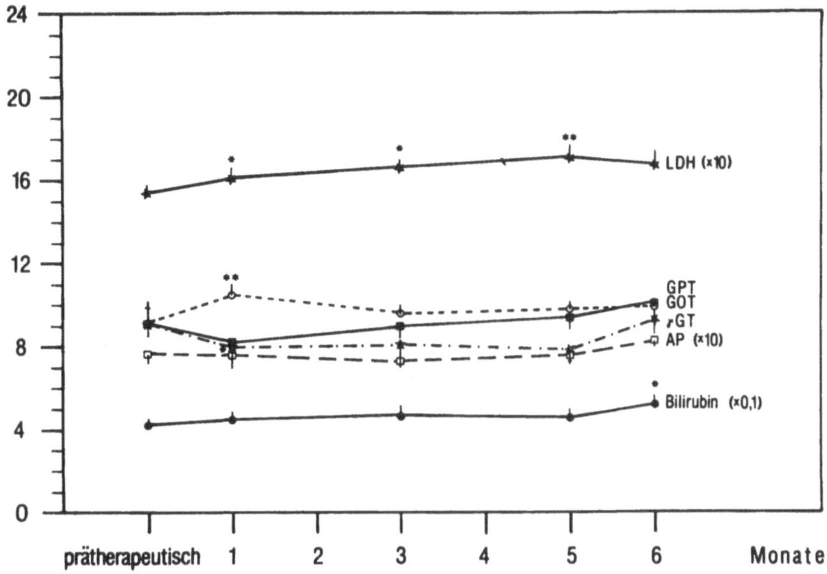

Abb. 2 Einfluß einer 6monatigen Buserelin-Therapie auf den Leberstoffwechsel ($\bar{x} \pm$ SEM; x: $p < 0{,}05$, xx: $p < 0{,}01$)

Wesentlich in der Beurteilung des Einflusses einer Substanz auf den Stoffwechsel ist die Untersuchung des Lebermetabolismus. Sämtliche Mittelwerte der hier untersuchten Enzyme (LDH, GPT, GOT, γ GT und AP) und von Gesamt-Bilirubin blieben innerhalb des Normalbereichs unseres Labors (Abb. 2). Die gemessenen Parameter zeigten keinen wesentlichen therapieinduzierten Effekt, obschon LDH im 5. Behandlungsmonat signifikant auf 171 ± 6 U/l ($p < 0{,}01$) anstieg. Zu diesem Zeitpunkt überstiegen 4 Einzelwerte von LDH den oberen Normalwert (Maximalwert 303 U/l), aber weder vor diesem Therapiemonat noch danach waren die LDH-Konzentrationen dieser Frauen pathologisch erhöht. Auch zeigten die übrigen Leberwerte dieser Patientinnen keine Auffälligkeiten.

Die Einflüsse von Buserelin auf den Lipidstoffwechsel werden durch Abbildung 3 dargestellt. Cholesterin, Triglyzeride und LDL-Cholesterin wurden durch die Therapie nicht signifikant beeinflußt. HDL-Cholesterin hingegen stieg nach 5monatiger Behandlung auf 70 ± 3 mg/dl ($p < 0{,}01$) an. Dieses Verhalten der LDL- und HDL-Serumkonzentrationen hat für die Berechnung des atherogenen Index (LDL/HDL) große Bedeutung, da dieser Quotient unter der 6monatigen Buserelin-Therapie sinkt (prätherapeutisch: 1,7; nach 6. Therapiemonat: 1,55).

Unabhängig von den vorgenannten metabolischen Effekten muß der Einfluß des Gn-RH-Analogons Buserelin auf den Knochenstoffwechsel gesehen wer-

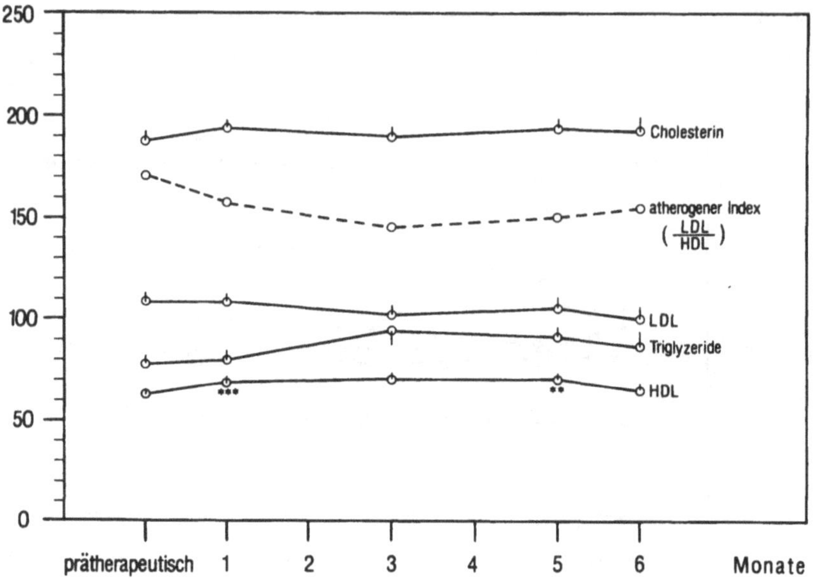

Abb. 3 Einfluß einer 6monatigen Buserelin-Therapie auf den Lipidmetabolismus ($\bar{x} \pm$ SEM; xx: $p < 0{,}01$, xxx: $p < 0{,}001$)

Tabelle 3 Kalzium und anorg. Phosphat unter 6monatiger Buserelin-Therapie

	Normalwert	prätherapeutisch $\bar{x} \pm$ SEM	1 Monat Buserelin $\bar{x} \pm$ SEM	6 Monate Buserelin $\bar{x} \pm$ SEM
Kalzium (mmol/l)	2,1–2,9	2,5 ± 0,02	2,4 ± 0,01	2,5 ± 0,02
anorg. Phosphat (mg/dl)	2,5–4,8	3,4 ± 0,09	3,8 ± 0,14	3,6 ± 0,13

den. Zunächst wurden die Veränderungen von Ca^{++} und PO_4^{3-} untersucht. Ein Kalziumabfall auf 2,4 mmol/l nach 1monatiger Therapie wurde zwar von einem Anstieg des anorganischen Phosphats auf 3,8 ± 0,1 mg/dl begleitet, über den gesamten 6monatigen Therapiezeitraum lagen jedoch die Mittelwerte von Ca^{++} und PO_4^{3-} im Normbereich (Tabelle 3). Ergänzend bestimmten wir die Konzentrationen der den Knochenstoffwechsel regulierenden Hormone Calcitonin und Parathormon (Abb. 4). Auch für diese Hormone konnten keine therapiebedingten Veränderungen festgestellt werden. Ein Anstieg des Parathormon C-Fragments nach 3monatiger Therapiedauer auf 0,8 ± 0,1 ng/ml ($p < 0{,}05$) wurde von einem Calcitonin-Anstieg auf 9 ± 0,8 pg/ml begleitet, wohingegen das Parathormon MM-Fragment keinerlei Therapieeinfluß erkennen ließ.

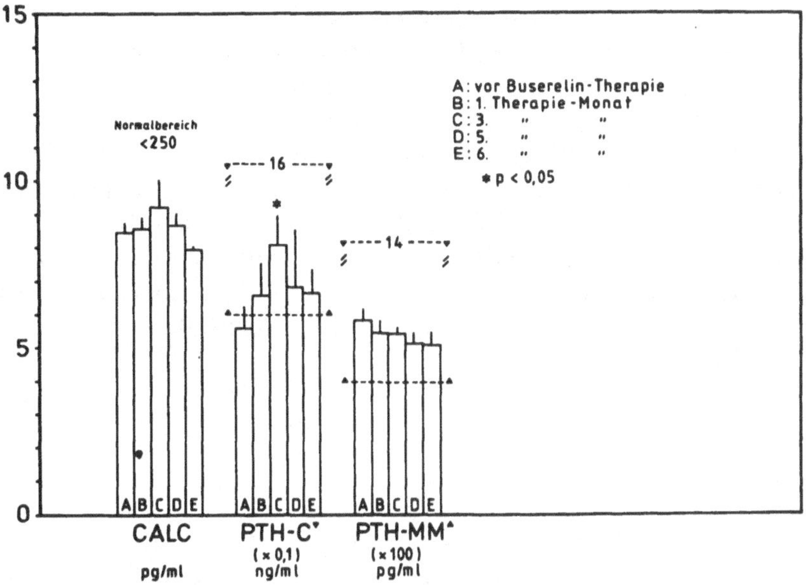

Abb. 4 Einfluß einer 6monatigen Buserelin-Therapie auf Parathormon und Calcitonin ($\bar{x}$ ±SEM; ▼ – – – ▼: Normalwerte)

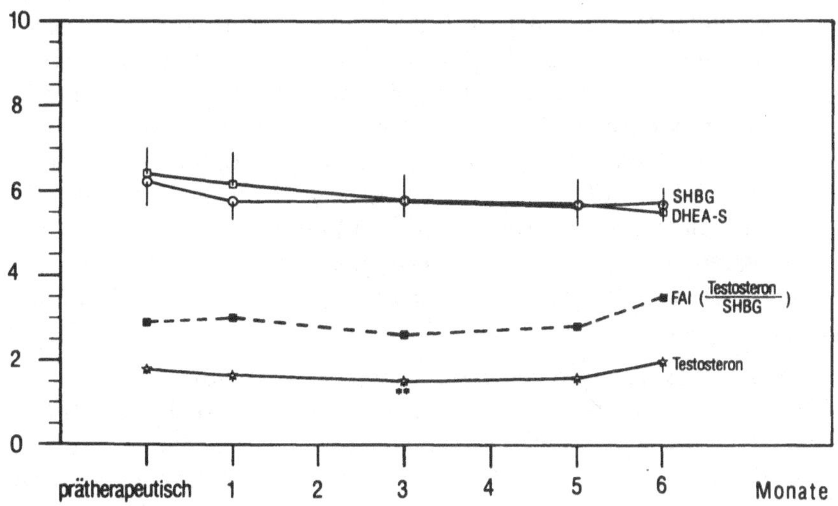

Abb. 5 Einfluß einer 6monatigen Buserelin-Therapie auf Testosteron, DHEA-S und SHBG ($\bar{x}$ ± SEM; xx: $p < 0{,}01$)

Ferner untersuchten wir die Wirkung von Buserelin auf den Androgenstoffwechsel durch Messung von Testosteron, DHEA-S und des Transportglobulins SHBG (Abb. 5). DHEA-S fiel unter der Therapie von 6,4 ± 0,6 µmol/l auf 5,5

± 0,6 µmol/l. Die Testosteron-Konzentration sank zunächst nach 3monatiger Behandlung auf 1,5 ± 0,1 nmol/l ($p < 0,01$), stieg dann aber nach 6 Monaten Buserelin auf 2,0 ± 0,2 nmol/l an, was im Normalbereich unseres Labors liegt. Die gemessenen SHBG-Konzentrationen betrugen prätherapeutisch 62,3 ± 5,7 nmol/l und nach 1monatiger Behandlung 57,5 ± 4,2 nmol/l. Im weiteren Therapieverlauf ergaben sich für dieses Protein keine größeren Schwankungen, sodaß nach 6 Monaten 57 ± 3,8 nmol/l gemessen wurden. Bildet man den für die Beurteilung der Androgenität wichtigen Quotienten aus Testosteron und SHBG (FAI), so beträgt dieser prätherapeutisch 0,029, nach 1monatiger Therapie 0,03, nach 3 Monaten 0,026, nach 5 Monaten 0,028 und schließlich am Ende der Therapie 0,035 (Abb. 5).

Diskussion

Für die endokrine Therapie der Endometriose standen bislang hochdosierte Östrogen/Gestagen-Kombinationen, Gestagene allein und Danazol zur Verfügung. Bei diesen Steroiden wird immer wieder die Frage nach einer Beeinflussung des Stoffwechsels der durch sie behandelten Patientinnen aufgeworfen. So ist bekannt, daß durch Östrogene der Gerinnungsstatus beeinflußt werden kann [16], wobei Gestagene häufig die durch die Östrogene induzierten Veränderungen antagonisieren. Ergänzend hierzu konnte unsere Arbeitsgruppe zeigen, daß durch Danazol eine signifikante Erniedrigung der Fibrinogen-Konzentration bei gleichzeitiger signifikanter Erhöhung von Plasminogen zu induzieren ist [15]. Gleichzeitig konnten wir zeigen, daß auch Hämoglobin und Hämatokrit signifikant unter einer Danazol-Therapie ansteigen. Durch die orientierende Bestimmung von Blutbild und Gerinnungsstatus unter Buserelin-Einfluß waren gleichartige Veränderungen nicht festzustellen, obschon die Bestimmungen von Einzelfaktoren sowie von AT III und Plasminogen noch ausstehen.

Wie die Steroide, so wird auch das Gn-RH-Analogon Buserelin über Leber und Niere metabolisiert [13]. Aus diesem Grunde ist es von Interesse, den Effekt des Nonapeptids auf den Leberstoffwechsel zu kennen. Im Gegensatz zu einer Danazol-Therapie, unter der Leberenzymerhöhungen bekannt sind [2, 8, 12], konnten wir unter Buserelin keine wesentliche Beeinflussung des Leberstoffwechsels finden. Die im 5. Behandlungsmonat gefundene LDH-Erhöhung war weder vorher noch hinterher reproduzierbar, auch ging sie nicht mit anderen Leberenzymveränderungen einher, sodaß diesem Befund keine klinische Bedeutung zukommt.

Eine andere Frage betrifft den Einfluß von Buserelin auf den Fettstoffwechsel. Insbesondere gilt es hierbei zu klären, wie sich der atherogene Index unter der

Behandlung verhält, da ein Anstieg dieses Quotienten mit einer Erhöhung des Arteriosklerose-Risikos einhergehen kann, ein Abfall hingegen als atheroprotektiv zu werten sein soll. Für Lynestrenol, Medroxyprogesteronazetat und Danazol ist ein HDL-Abfall beschrieben, der insgesamt zu einem Anstieg des atherogenen Index führt [7, 14, 17]. Unter Buserelin hingegen konnten wir einen Anstieg von HDL mit einem konsekutiven Abfall des LDL/HDL-Quotienten finden, was als günstiger Effekt zu werten ist und in ähnlicher Form bereits durch Lemay [10] angedeutet wurde.

Einen breiten Raum nimmt derzeit die Diskussion um die mögliche Entstehung einer Osteoporose durch den therapieinduzierten Hypoöstrogenismus ein. Abbasi [1] fand nach einer kurzdauernden Gn-RH-Analog-Therapie in einigen der so behandelten Primaten einen signifikanten Anstieg des Kalzium-Kreatinin-Quotienten im Urin. Er schloß daraus, daß dies ein geeigneter Indikator sei, eine postmenopausale Osteoporose vorherzusagen. Die Ergebnisse beim Menschen sind allerdings bislang nicht eindeutig. So fanden Comite et al. [4] mit Hilfe der quantitativen Computertomographie (QCT) und Tummon et al. [18] durch duale Photonenabsorptiometrie (DPA) keinen signifikanten Unterschied nach 6–12 monatiger Gn-RH-Analog-Therapie bei prämenopausalen Frauen. Dagegen sahen Waibel und Mitarbeiter [19], daß unter der ovariellen Suppressionstherapie die Dichte des trabekulären Knochens abnahm, während die des kortikalen unverändert blieb. Diese Arbeitsgruppe deutete an, daß nach Absetzen der Analog-Therapie mit einer kompletten Reversibilität dieses Befundes zu rechnen ist. Unsere Ergebnisse der Serumkonzentrationen von Kalzium, anorg. Phosphat, Calcitonin und Parathormon lassen keinen Effekt der Buserelin-Therapie erkennen, obwohl der direkte Vergleich mit den Methoden des QCT und der DPA noch fehlt. Die Ursachen der widersprüchlichen verfügbaren Daten liegen einerseits in der großen Schwankungsbreite der Normalwerte der Knochendichte, zum anderen in der zur Zeit noch mangelnden Präzision der verfügbaren diagnostischen Mittel [6] bei eher diskret zu erwartenden Veränderungen. Eine weitere Verfeinerung der Meßmethoden erscheint somit erforderlich, allerdings muß dann hinterfragt werden, inwieweit diese dann labortechnisch erhebbaren Befunde von klinischer Relevanz sind.

Parallel zu dem durch Buserelin induzierten Östrogenabfall könnte auch ein Absinken anderer ovarieller Steroide erwartet werden. So fand Daniel bei PCO-Patienten, daß nach subkutaner Injektion eines LH-RH-Agonisten ein signifikanter Abfall von Testosteron zu erkennen ist [5]. In unserem Patientinnenkollektiv mit prätherapeutisch normalen Testosteronspiegeln konnte lediglich nach dem 3. Behandlungsmonat ein signifikanter Abfall dieses Steroids gefunden werden. Gegen Ende der Behandlung wurden die prätherapeutischen Werte wieder erreicht.

Das Gn-RH-Analogon Buserelin verhält sich somit weitgehend stoffwechselneutral und stellt damit eine willkommene Alternative zu den bisher verfügbaren Steroiden in der Behandlung der Endometriose dar.

Literatur

[1] Abbasi, R., G. D. Hodgen: Predicting the predisposition to osteoporosis. J. A. M. A. *255* (1986) 1600–1604.

[2] Cirkel, U., K.-W. Schweppe: Side effects of medical treatment of endometriosis. A comparison of Danazol and LH-RH analogue (Buserelin). Arch. Gynecol. *237* (1985) 307.

[3] Cirkel, U., K.-W. Schweppe, H. Ochs et al.: Effect of LH-RH agonist therapy in the treatment of endometriosis (German experience). In: R. Rolland, D. R. Chadha, W. N. P. Willemsen (eds): Gonadotropin Down-Regulation in Gynecological Practice, p. 189–199. Alan R. Liss Inc., 1986.

[4] Comite, F., P. Jensen: Bone density changes associated with GnRH analogues. Gynecological Endocrinology *2* (1988) 105.

[5] Daniel, G. C., J. D. Booth, D. L. Loriaux et al.: Treatment of polycystic ovarian disease (PCO) with a GnRH agonist. In: 42th Annual Meeting of the AFS and 18th Annual Meeting of the Canadian Fertility and Andrology Society, p. 114. Toronto, Canada 1986.

[6] Davis, M. R.: Screening for postmenopausal osteoporosis. Am. J. Obstet. Gynecol. *156* (1987) 1–5.

[7] Fahraeus, L., A. Sydsjö, L. Wallentin: Lipoprotein changes during treatment of pelvic endometriosis with medroxy-progesterone acetate. Fertil. Steril. *45* (1986) 503–506.

[8] Holt, J. P., D. Keller: Danazol treatment increases serum enzyme levels. Fertil. Steril. *41* (1984) 70–74.

[9] Lemay, A., R. Maheux, N. Faure et al.: Reversible hypogonadism induced by luteinizing hormone releasing hormone (LH-RH) agonist (Buserelin) as a new therapeutic approach for endometriosis. Fertil. Steril. *41* (1984) 863–871.

[10] Lemay, A., R. Maheux, G. Quesnel et al.: LH-RH agonist treatment of endometriosis. In: M. A. Bruhat, M. Canis (eds): Endometriosis, p. 247–253. Karger, Basel 1987.

[11] Meldrum, D. R.: Management of endometriosis with gonadotropin-releasing hormone agonists. Fertil. Steril. *44* (1985) 581–582.

[12] Pearson, K., H. J. Zimmermann: Danazol and liver damage. Lancet *8169* (1980) 645–646.

[13] Sandow, J., H. M. Fraser, F. Geisthövel: Pharmacology and experimental basis of therapy with LH-RH agonists in women. In: R. Rolland, D. R. Chadha, W. N. P. Willemsen (eds): Gonadotropin Down-Regulation in Gynecological Practice, p. 1–27. Alan R. Liss., Inc., New York 1986.

[14] Schweppe, K.-W., G. Assmann: Changes of plasma lipids and lipoprotein levels during Danazol treatment for endometriosis. Horm. Metabol. Res. *16* (1984) 593–597.

[15] Schweppe, K.-W., C. Ebert, U. Cirkel: Auswirkungen der Danazol-Therapie bei Endometriose auf Blutbild und Gerinnung. Geburtsh. u. Frauenheilk. *48* (1988) 634–636.

[16] Taubert, H.-D., H. Kuhl: Kontrazeption mit Hormonen. S. 254–256. G. Thieme Verlag, Stuttgart 1981.

[17] Teichmann, A. T., H. Wieland, R. Cremer et al.: Lipoproteinveränderungen unter Lynestrenol und Danazol in der hormonellen Behandlung der Endometriose. Geburtsh. u. Frauenheilk. *44* (1984) 171–175.

[18] Tummon, E. S., A. Ali, M. E. Pepping et al.: Bone mineral density in women with endometriosis before and during ovarian suppression with gonadotropin-releasing hormone agonists or danazol. Fertil. Steril. *49* (1988) 792–801.

[19] Waibel, S., T. Bremen, R. Schiffl et al.: Bone density in patients treated with GnRH agonists for myomata and endometriosis. Gynecological Endocrinology *2* (1988) 106.

Zusammenfassung

A. E. Schindler

Die Endometriose ist eine bei der Frau häufig auftretende Veränderung und kann bei mehr als der Hälfte der Sterilitätspatientinnen gefunden werden. Es gibt dabei morphologisch und biochemisch (zum Beispiel Rezeptoren) unterschiedliche Befunde. Die pelvine Endometriose läßt sich durch die Laparoskopie bzw. Pelviskopie mit Biopsie zur histologischen Verifizierung sehr gut diagnostizieren und klassifizieren.

Buserelin hemmt durch die hypophysäre „Downregulation" die ovarielle Östrogensekretion. Auf der Basis des temporären Östrogenentzugs bis auf etwa postmenopausale Werte ergibt sich eine ausgezeichnete klinische Wirkung bei fehlenden hämatologischen, gerinnologischen und metabolischen Veränderungen. Die dargestellten klinischen Daten stellen die derzeit umfassendste Untersuchung mit einem Gn-RH-Analogon in einem Land mit gleicher Therapie- und Kontrollform dar.

Verzeichnis der erstgenannten Autoren

Dr. K. Bühler
Zentrum für Frauenheilkunde
Universitätsklinikum Essen
Hufelandstraße 55
D-4300 Essen 1

Dr. U. Cirkel
Universität Münster
Klinik und Poliklinik für Geburtshilfe und Frauenheilkunde B
Albert-Schweitzer-Straße 33
D-4400 Münster

Frau Dr. U. Fuchs
Universitäts-Frauenklinik
Schleichstraße 4
D-7400 Tübingen 1

Dr. R. Koch
Klinik für Frauenheilkunde
und Poliklinik
der Universität Erlangen-Nürnberg
Universitätsstraße 21/23
D-8520 Erlangen

Dr. J. König
Frauenklinik Marienhospital
Alfred Straße 9
D-2000 Hamburg 76

Frau Prof. Dr. L. Mettler
Universitäts-Frauenklinik
Hegewischstraße 4
D-2300 Kiel 1

Dr. J. Sandow
Hoechst Aktiengesellschaft
Pharmacology H 821
Postfach 80 03 20
D-6230 Frankfurt a. M. 80

Prof. Dr. A. E. Schindler
Zentrum für Frauenheilkunde
Universitätsklinikum Essen
Hufelandstraße 55
D-4300 Essen 1

Prof. Dr. K.-W. Schweppe
Kreikrankenhaus Ammerland
Gynäkolog.-Gebh.-Abteilung
Lange Straße 38
D-2910 Westerstede

MIX
Papier | Fördert gute Waldnutzung
FSC® C083411

Zeitfracht Medien GmbH
Ferdinand-Jühlke-Straße 7
99095 Erfurt, Deutschland
produktsicherheit@kolibri360.de